HanseMerkur
Zentrum für Traditionelle Chinesische Medizin (Hrsg.)
am Universitätsklinikum Hamburg-Eppendorf

Klassische Rezepturen der asiatischen

Phytotherapie

Wichtiger Hinweis
Die Gedanken, Methoden und Anregungen in diesem Buch stellen die Meinung bzw. Erfahrungen des Verfassers dar. Sie wurden vom Autor nach bestem Wissen zusammengestellt und mit größtmöglicher Sorgfalt geprüft. Sie bieten jedoch keinen Ersatz für persönlichen und medizinischen Rat. Jede Leserin, jeder Leser ist für das eigene Tun und Lassen auch weiterhin selbst verantwortlich. Die hier bereitgestellten Informationen sollten niemals als alleinige Quelle für gesundheitsbezogene Entscheidungen verwendet werden. Sie dienen auch nicht als Grundlage für eigenständige Diagnosen und den Beginn, die Änderung oder Beendigung der Behandlung von Krankheiten. Behandlungsvorschläge und Rezepturarzneimittel sind dann aufgeführt, wenn sie einerseits einfach durchzuführen sind und sich andererseits über viele Jahre mehrfach bewährt haben.

1. Auflage 2025
ISBN: 978-3-96914-029-1

Nesso 8, 87487 Wiggensbach
www.stadelmann-verlag.de
E-Mail: kontakt@stadelmann-verlag.de
Layout & Satz: Eberl & Kœsel Studio GmbH, Kempten
Druck: Mediaprint, Paderborn

Inhalt

4 Vorwort

6 Einleitung

10 Phytotherapie in der Allgemeinmedizin

12 AM-1 – *Stresslöser*

16 AM-2 – *Krampflöser*

19 AM-3 – *Infektnachsorge*

22 AM-4 – *Gelenkschmerzen*

25 AM-5 – *Energie-Booster*

28 AM-6 – *Ruhiger Geist*

31 AM-7 – *Gesunde Blase*

34 AM-8 – *Löser von Druck in Oberbauch und Brust*

37 AM-9 – *Friede im Darm*

40 AM-10 – *Schmerzhafter Durchfall*

42 AM-11 – *Stress-Ex*

45 AM-12 – *Mentale Energie*

48 Phytotherapie in der HNO-Medizin

50 HNO-1 – *Nase frei*

53 HNO-2 – *Durchatmen*

56 HNO-3 – *Pollen- und Infektschutzschild*

59 HNO-4 – *Shufeng Jiedu*

62 Phytotherapie in der Gynäkologie

64 Gyn-1 – *Krampflöser*

67 Gyn-2 – *Endomix*

70 Gyn-3 – *Harmonisierer*

73 Gyn-4 – *Wechseljahre – Hitze*

76 Gyn-5 – *Wechseljahre – Kälte*

79 Gyn-6 – *Wochenbett*

82 Gyn-7 – *Blutaufbau*

84 Phytotherapie zur Behandlung von Zuständen nach Infektionskrankheiten wie z. B. Post-COVID

86 IN-1 – *Infektnachsorge mit Schwäche*

88 IN-2 – *Erschöpfung mit Schleim*

91 IN-3 – *Infektnachsorge*

94 IN-4 – *Infektnachsorge mit Schwäche und häufigen Infekten*

97 IN-5 – *Infektnachsorge mit ausgeprägter Schwäche*

101 FAQs

103 Verschreibungsweg

104 Indikationsübersicht

105 Forschungsarbeiten

116 Ausbildung und Studium in Phytomedizin und Akupunktur

Vorwort

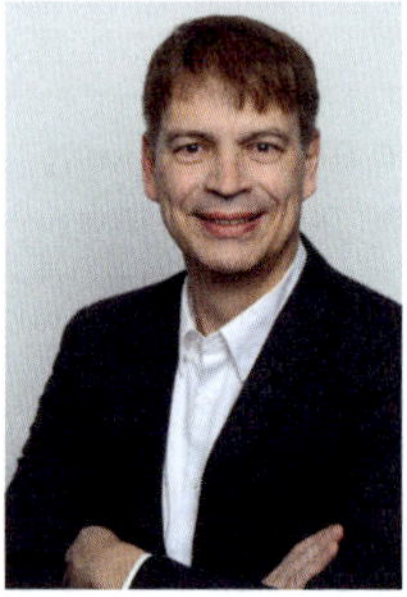

Liebe Kolleginnen und Kollegen,

in zahlreichen Indikationen hat sich die asiatische Phytotherapie als wertvolle und wirksame Behandlungsoption erwiesen. Typischerweise werden die asiatischen Arzneipflanzen vergleichsweise niedrig dosiert und sind damit nebenwirkungsarm. Durch die Verordnung in Mischungen entfalten sie jedoch durch additive und synergetische Wirkungen der verschiedenen Arzneipflanzen ein großes therapeutisches Potenzial. Dies ermöglicht eine schonende und gleichzeitig effektive Behandlung – für viele Rezepturen auch über längere Zeiträume hinweg.

Traditionell werden Behandlungen in der asiatischen Phytotherapie individuell auf den einzelnen Patienten abgestimmt, um dessen spezifischen Gesundheitszustand und einzigartige Konstitution zu berücksichtigen. Dennoch gibt es bewährte Rezepturen, die aufgrund ihrer breiten Wirkungsweise in der Praxis häufig zur Anwendung kommen. Diese Mischungen haben sich über lange Zeiträume als effektiv in der Behandlung verschiedener Indikationen erwiesen und ermöglichen es, dass diese Therapien auch größeren Bevölkerungskreisen zur Verfügung gestellt werden können.

Dieses Buch stellt eine sorgfältig ausgewählte Sammlung pflanzlicher Rezepturen für eine Vielzahl von Indikationen in den Bereichen Allgemeinmedizin, Atemwegserkrankungen und Gynäkologie dar. Es bietet Ihnen ein breites Spektrum an Behandlungsmöglichkeiten, die sowohl eigenständig als auch ergänzend zu herkömmlichen Therapieansätzen eingesetzt werden können. Darüber hinaus schließen einige ausgewählte Rezepturen Versorgungslücken für Indikationen, für die es keine etablierten Konzepte in der westlichen Medizin gibt.

Zu jedem Fachgebiet enthält dieses Buch eine detaillierte Grafik zur Differentialdiagnostik, die Ihnen hilft, auf einen Blick die geeignete Rezeptur zur gestellten Diagnose zu finden. Jede Rezeptur ist umfassend beschrieben und enthält Informationen zu Zusammensetzung, Dosierung, Leitsymptomen und Kontraindikationen. Zudem wurde jeder Rezeptur ein Schlagwort vorangestellt, das als Merkhilfe dienen und zur schnellen Auffindbarkeit beitragen soll. Darüber hinaus haben wir die verfügbare wissenschaftliche Literatur zu jeder Rezeptur zusammengetragen. In den letzten Jahrzehnten sind viele klassische Rezepturen der asiatischen Medizin intensiv erforscht worden, sodass die traditionellen Erfahrungen zunehmend durch wissenschaftliche Evidenz untermauert werden können.

Dieses Werk ist bewusst als praktisches Manual oder Vademecum für die Kitteltasche konzipiert und soll regelmäßig überarbeitet und erweitert werden, um den neuesten Erkenntnissen und Entwicklungen gerecht zu werden. Es soll auch Therapeutinnen und Therapeuten, die sich noch nicht auf die asiatische Arzneitherapie spezialisiert haben, eine niedrigschwellige Möglichkeit bieten, Zugang zu diesen reichhaltigen Therapiemöglichkeiten zu finden. Das Buch kann zudem als Einstieg in eine Weiterbildung in der asiatischen Arzneitherapie genutzt werden, die zum Beispiel im Rahmen einer Ausbildung oder eines Studiums am HanseMerkur Zentrum für TCM am UKE vertieft werden kann (www.tcm-am-uke.de). Dabei erhebt das Buch weder den Anspruch auf Vollständigkeit, noch soll es ein Lehrbuch der asiatischen Phytomedizin darstellen. Es ist vielmehr als Arbeitsbuch zu verstehen, das ständig weiterentwickelt werden muss. Daher werden erfahrene Therapeuten ausdrücklich aufgefordert, uns Vorschläge für weitere Rezepte mit breiter Wirkung für folgende Auflagen zu machen.

Das Buch kann sowohl von primär westlich orientierten Ärzten als auch von erfahrenen Therapeuten als praktischer Begleiter im therapeutischen Alltag genutzt werden und bietet die Möglichkeit, die vielfältigen und bewährten Ansätze der Traditionellen Chinesischen Medizin in die Praxis zu integrieren.

Wir hoffen, dass die Erkundung dieses Buches Ihnen viel Freude bereitet und dass dessen sorgfältig recherchierte Inhalte den Schatz der Erfahrungen der Chinesischen Medizin weitertragen und zur bestmöglichen Versorgung unserer Patientinnen und Patienten beitragen können.

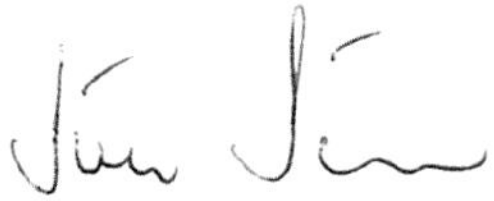

PD Dr. Sven Schröder

Direktor des

HanseMerkur Zentrum für TCM am UKE

Einleitung

Eine weltweit verbreitete Heilkunde

Die Phytotherapie ist eine weltweit verbreitete Heilkunde, deren Charakteristikum der Einsatz von Arzneipflanzenbestandteilen wie z. B. Blüten, Wurzeln und Blättern ist. Sie findet vor allem in Europa und in Asien bei der Behandlung von Patientinnen und Patienten Anwendung.

Kombinationen von 2–15 Arzneipflanzen

Das Konzept der Arzneitherapie in Asien unterscheidet sich von der in Europa üblichen Verwendung von Arzneipflanzen – es werden in der Regel Kombinationen von 2 bis über 15 verschiedenen Arzneipflanzen eingesetzt. Das Kombinieren der Arzneien hat den Vorteil, dass die Einzelpflanze niedrig dosiert wird, so dass kaum toxische Nebenwirkungen auftreten und die Einnahme sehr leicht verträglich ist.

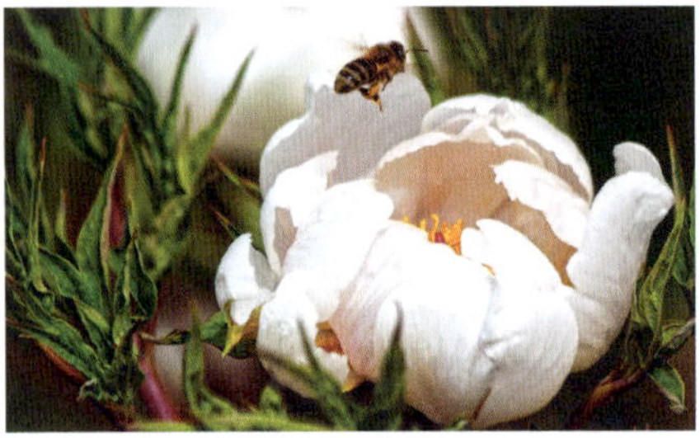

Multiple Ursachenbehandlung statt Symptombehandlung

Viele Erkrankungen sind multifaktoriell bedingt, wodurch die Ursachen nur schwer durch Medikamente mit nur einem Wirkstoff behandelt werden können. Der Arzneieffekt von pflanzlichen Arzneimitteln entsteht durch die Kombination mehrerer Arzneien, die über unterschiedliche Inhaltsstoffe verfügen. Die Kombination verschiedener Wirkstoffe bewirkt additive und synergistische Effekte und kann somit die Behandlung der Ursachen von multifaktoriellen Erkrankungen wesentlich erleichtern.

Evidenzbasierte Arzneimittelrezepturen

Die Wirkung von Kombinationsarzneimitteln basiert darauf, dass die Inhaltsstoffe verschiedener Arzneipflanzen auf unterschiedliche Signalwege einwirken. Dadurch können komplexe Erkrankungen behandelt werden, bei denen eine Vielzahl von Prozessen im Körper gestört sind.

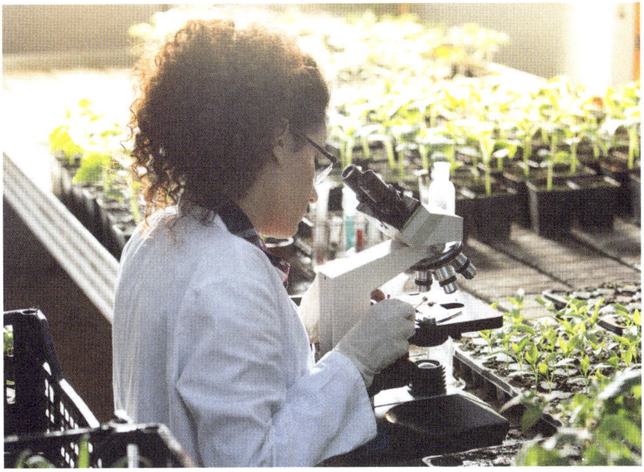

Diese Vorgehensweise erschwerte allerdings in der Vergangenheit die Erforschung der Wirkung und die Aufklärung des Wirkmechanismus, da schon eine einzelne Arzneipflanze eine hohe Anzahl an potenziell wirksamen Inhaltsstoffen enthalten kann. Bei einer Kombination von verschiedenen Arzneipflanzen steigt die Komplexität jedoch mit jeder weiteren Komponente stark an, so dass die Wissenschaft früher vor erheblichen Problemen stand. In den letzten Jahren gelang es jedoch aufgrund der enormen technischen Entwicklung in der Forschung, die Wirkung von einigen pflanzlichen Arzneimitteln nachweisen und erklären zu können. Hieraus entstand die evidenzbasierte Phytotherapie. Daher stellt das Buch eine Auswahl wirksamer und sicherer Arzneimittelrezepturen vor, die bei steigender Evidenz sukzessive überarbeitet und erweitert werden kann.

Integration in moderne Medizin

Die Integration der Phytomedizin in die moderne Medizin schreitet ebenfalls voran. Immer mehr Ärzte und Heilpraktiker erkennen den Wert pflanzlicher Arzneimittel und integrieren sie in ihre Behandlungspläne. Diese Kombination aus traditionellem Wissen und modernen wissenschaftlichen Erkenntnissen bietet Patienten umfassende Behandlungsmöglichkeiten. Durch diese integrative Herangehensweise können Patienten von den Vorteilen beider Ansätze profitieren und eine ganzheitliche, auf Evidenz basierende Gesundheitsversorgung erhalten.

Rohdrogen und Kompaktate

Die klassischen asiatischen Rezepturen basieren auf teils mehrtausendjähriger Erfahrung mit den einzelnen Heilpflanzen. Die Pflanzen wurden üblicherweise ausgekocht und der Sud als Tee getrunken. Auch heute noch ist diese Einnahmeform verbreitet, und viele Arzneisorten sind als Rohdrogen (Dekokte) in Apotheken erhältlich.

Rohdrogen haben einige Vorteile. Sie basieren auf traditionellen Methoden und haben sich über lange Zeit bewährt. Zudem werden die Pflanzen in ihrer ursprünglichen Form verwendet und ausgekocht, was als natürlicher gilt. Allerdings ist das Auskochen der Pflanzen zeitaufwändig und im modernen Alltag oft schwer umsetzbar. Aufgrund des Aufwandes und der Komplexität der Zubereitung ist die Bereitschaft der Patienten, diese Methode regelmäßig anzuwenden, gering.

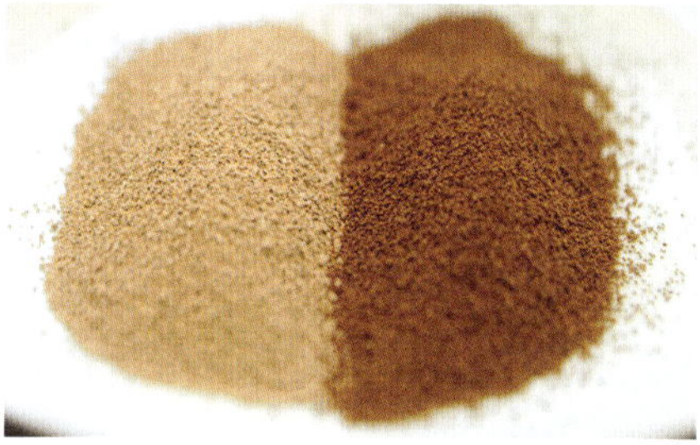

Kompaktate stellen eine praktische und moderne Alternative dar. Es sind aus den Arzneipflanzen gewonnene Extrakte, die getrocknet und zu kleinen unregelmäßigen Kügelchen gepresst wurden. Zur Einnahme werden sie einfach mit heißem Wasser übergossen. Die Vorteile von Kompaktaten liegen in der unkomplizierten und schnellen Zubereitung, die sich gut in den modernen Alltag integrieren lässt. Die einfache Handhabung fördert die regelmäßige Einnahme durch die Patienten. Zudem sind Kompaktate als pharmazeutische Wirkstoffe qualitätsgesichert und die Rezepturen in ausgewählten Apotheken als Rezepturarzneimittel erhältlich.

Allgemeine Hinweise zu den Rezepturen

Weil die Kompaktate praktisch für die Patienten und qualitätsgesichert als pharmazeutische Wirkstoffe in ausgewählten Apotheken verfügbar sind, ist die Dosierung der Rezepturen in diesem Buch in Kompaktat pro Tag angegeben. Die Dosierung ist auf einen Erwachsenen mit 80 kg Körpergewicht berechnet. Da es sich bei den Kompaktaten um starke, konzentrierte Pflanzenextrakte handelt, ist bei den meisten Rezepturen die Dosierung eher niedrig gewählt, um zur Selbstmedikation genutzt werden zu können. Bei starken Symptomen kann die Dosierung individuell bis zum Doppelten erhöht oder

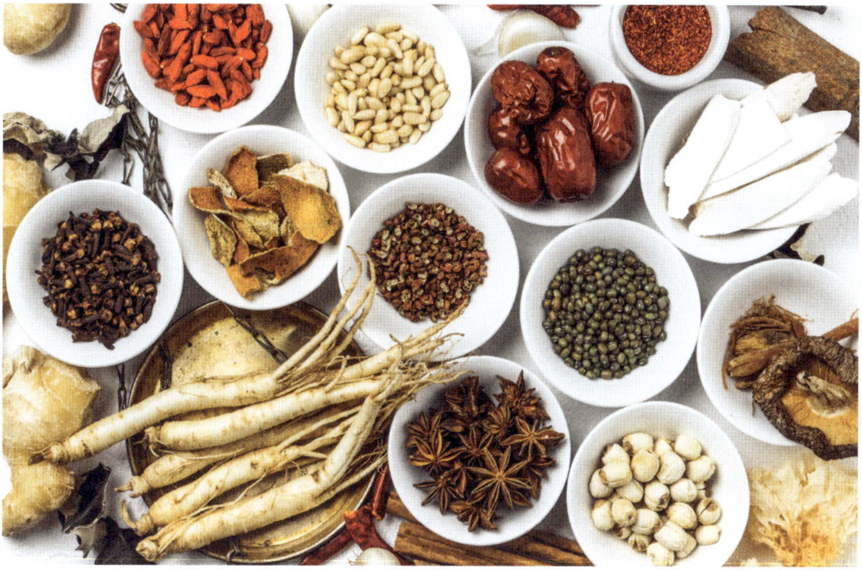

gegebenenfalls bei zartem Körperbau auch um ein Drittel verringert werden. Entscheidender als eine ganz genaue Dosierung ist die regelmäßige Einnahme.

Zu jeder Rezeptur finden Sie eine Zusammenstellung von Indikationen, Leit- und Begleitsymptomen, Kontraindikationen und weitere nützliche Hinweise zur Einnahme. Die Rezepturen sind in Kapiteln nach Fachbereichen sortiert. Je Fachbereich verschafft eine Grafik zur Differentialdiagnostik einen guten Überblick über die verschiedenen Indikationen und die entsprechend empfohlenen Rezepturen.

Verschreibungspflicht

Manche Rezepturen in diesem Buch enthalten verschreibungspflichtige Bestandteile. Für die Selbstmedikation oder Verschreibung durch einen Heilpraktiker ist bei diesen Rezepten immer eine Alternative angegeben.

Phytotherapie in der Allgemeinmedizin

Die vorliegenden phytotherapeutischen Rezepturen aus dem Bereich der Allgemeinmedizin widmen sich sowohl der körperlichen als auch der geistigen Gesundheit. Egal ob es sich um Magen-Darm-Erkrankungen, Krämpfe, Gelenkschmerzen oder Erschöpfung und Stress handelt – die asiatische Phytotherapie hat hierfür eigene Konzepte, die Abhilfe schaffen können.

Diagnose	Differentialdiagnostik	Rezeptur
Krämpfe, Gelenkschmerzen	Muskelkrämpfe, Restless-Legs-Syndrom, Schmerzen im unteren Rücken	AM-2 *Krampflöser*
	Arthritis, Knieschmerzen, Steifheit in den Gelenken	AM-4 *Gelenkschmerzen*
Stress	geistige Müdigkeit, Nervosität, Gereiztheit	AM-1 *Stresslöser*
	Bluthochdruck, leichte Depressionen	AM-11 *Stress-Ex*
	Nervosität, Konzentrationsprobleme, Prüfungsangst	AM-12 *Mentale Energie*
Erschöpfung, Fatigue	verschleppte virale Erkrankungen, Long-Covid, Kurzatmigkeit, ggf. persistierender Husten	AM-3 *Infektnachsorge*
	Müdigkeit, Abgeschlagenheit, Kraftlosigkeit	AM-5 *Energie-Booster*
	Schlafstörungen, Panikattacken, Albträume	AM-6 *Ruhiger Geist*
Harnwegsprobleme	chron./akute Infekte, Prostatahypertrophie, Harnsteinleiden, Urämie, Nephrose	AM-7 *Gesunde Blase*
Magen-Darm-Erkrankungen	Dyspepsie, Reizdarm, Diarrhö	AM-8 *Löser von Druck in Oberbauch und Brust*
	entzündliche Darmerkrankungen (u.a. Colitis Ulcerosa, Morbus Crohn)	AM-9 *Friede im Darm*
	akute Diarrhö	AM-10 *Schmerzhafter Durchfall*

AM-1

Merkwort: Stresslöser

Der heutige Lebensstil unserer Breitengrade ist geprägt von Zeitdruck, übermäßigem Nachdenken und Grübeln. Hinzu kommt bei vielen Menschen der unregelmäßige Verzehr von ungesunden Mahlzeiten. Dies führt, nach der Auffassung der asiatischen Medizin schnell zur Stauung des Energieflusses und äußert sich in typischen Stresssymptomen wie Gereiztheit und Müdigkeit, geistiger Erschöpfung, Kopfschmerz und Schwindel durch Anspannung, Unregelmäßigkeit von Monatsblutungen und Stuhlgang sowie einem Mangel an innerer Gelassenheit. Hier schafft die Rezeptur Abhilfe.

Grundlage der AM-1 Rezeptur ist eine der heutzutage am häufigsten verordneten Arzneien in Asien. In Japan ist diese Rezeptur unter dem Namen *Kami-shoyo-san* und in China als *Xiao Yao San* bekannt. Ihren Ursprung hat die Rezeptur bereits im 2. Jahrhundert und ist daher tiefgehend erforscht. Durch die Vielzahl möglicher Erweiterungen findet die Rezeptur bei diversen Indikationen Anwendung. Die hier beschriebene Modifizierung AM-1 *Stresslöser* wurde von uns speziell für die Behandlung von milder Erschöpfung konzipiert und ist zur Selbstmedikation geeignet. Im Vergleich zu AM-11 ist AM-1 vor allem bei ausgeprägtem Stress mit resultierender milder Erschöpfung, geeignet. Des Weiteren erleichtert die Rezeptur das Einschlafen.

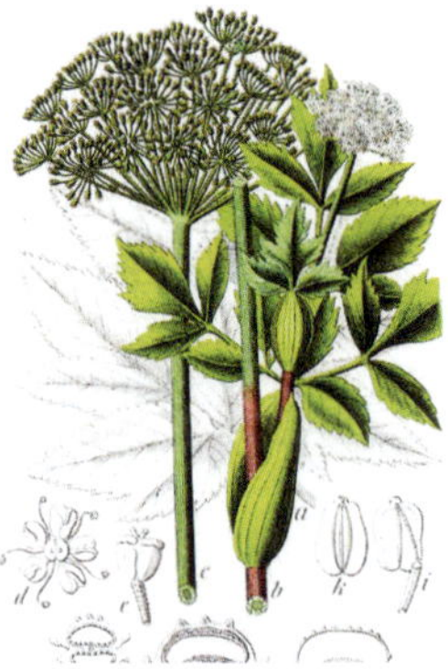

Angelica

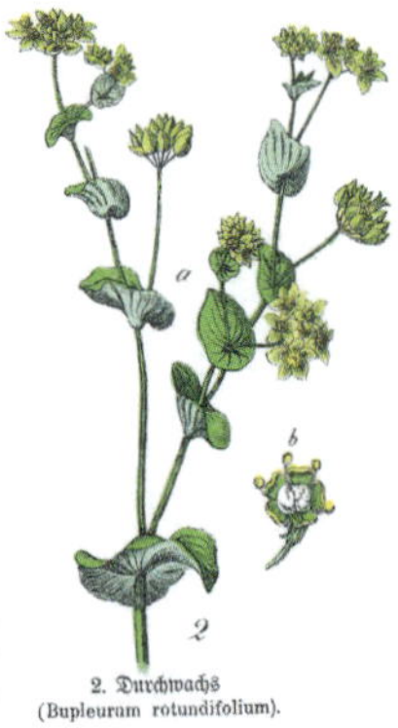

Bupleuri

Deutscher Name	Botanischer Name	PZN	Dosierung (g/Tag)
Chin. Engelwurzwurzel	Angelica sinensis Radix	17423271	1,00
Großköpfiges Speichelkrautwurzelstock	Atractylodis macrocephalae Rhizoma	17423325	1,00
Chin. Hasenohrwurzel	Bupleuri Radix	17423420	0,38
in Honig geröstete Süßholzwurzel	Glycyrrhizae Radix Tosta	17423905	0,37
Weiße Pfingstrosenwurzel	Paeoniae alba (Lactiflora) Radix	17424135	0,33
Chin. Ackerminzekraut	Menthae Herba	17424052	0,26
Kokospilzmyzel	Poria alba (cocos)	17424299	0,23
Jasminglanz	Gardeniae Fructus	17423845	0,22
getrockneter Ingwerwurzelstock	Zingiberis Rhizoma	17424603	0,20

Einnahme

- Tagesdosis von 4,0 g in mindestens 300 ml Wasser auflösen
- 2 Einnahmen/Tag nach den Mahlzeiten

Anwendungsdauer

- mindestens 2 Wochen
- bei längerer Einnahme sollte eine Kontrolle der Transaminasen nach 6–8 Wochen erfolgen

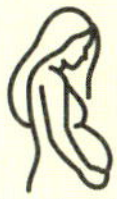

Verwendung während Schwangerschaft, Geburt oder Stillzeit

Die Sicherheit der Rezeptur bei schwangeren Frauen ist noch nicht erwiesen und sie sollte in diesem Fall nicht eingenommen werden. Während der Stillzeit ist eine ärztliche Rücksprache empfohlen.

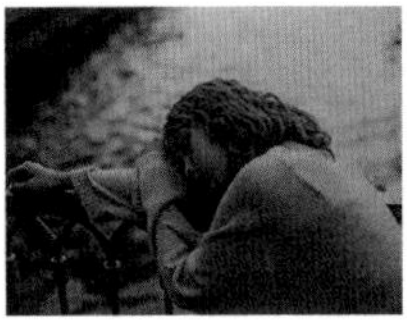

Indikationen

1. Erschöpfung
2. Fatigue

Leitsymptome

- Gereiztheit, Stress, Nervosität
- geistige Müdigkeit

Begleitsymptome

- Kopfschmerzen, Schwindel
- Schmerzen im Schulter-Nacken-Bereich
- Appetitlosigkeit, Brustenge
- Frustration, Antriebslosigkeit

Nebenwirkungen

- dünner Stuhl (Initialphase), Übelkeit

Kontraindikationen

Patienten und Patientinnen mit Herzerkrankungen sollten die Behandlung mit ihrem Arzt besprechen. Diese Rezeptur ist nicht zur Vorbeugung oder dauerhaften Medikation geeignet.

Einsatz bei älteren Menschen

Da ältere Patientinnen und Patienten oft eine verminderte physiologische Regulation haben, werden sorgfältige Überwachung und Maßnahmen empfohlen.

Pädiatrische Verwendung

Studien, welche die Arzneimittelsicherheit bei Kindern belegen, liegen derzeit noch nicht vor.

Wissenschaftliche Studien siehe Seite 105.

Modifikation der Rezeptur Stresslöser forte:

Als eine stärkere Variante der Basisrezeptur wird die Mischung um Ginseng Radix und Astragali Radix erweitert. Beide Wirkstoffe haben eine stärkende, anregende und immunstimulierende Wirkung. Die Dosierung und Anwendungsdauer bleibt für den Patienten identisch

Deutscher Name	Botanischer Name	PZN	Dosierung (g/Tag)
Chin. Engelwurzwurzel	Angelica sinensis Radix	17423271	1,00
Großköpfiges Speichelkrautwurzelstock	Atractylodis macrocephalae Rhizoma	17423325	1,00
Tragantwurzel	Astragali Radix	17423319	0,70
Ginsengwurzel	Ginseng Radix et Rhizoma	17423880	0,63
Chin. Hasenohrwurzel	Bupleuri Radix	17423420	0,38
in Honig geröstete Süßholzwurzel	Glycyrrhizae Radix Tosta	17423905	0,37
Weiße Pfingstrosenwurzel	Paeoniae alba (Lactiflora) Radix	17424135	0,33
Chin. Ackerminzekraut	Menthae Herba	17424052	0,26
Kokospilzmyzel	Poria alba (cocos)	17424299	0,23
getrockneter Ingwerwurzelstock	Zingiberis Rhizoma	17424603	0,23
Jasminglanz	Gardeniae Fructus	17423845	0,20

AM-2

Merkwort: Krampflöser

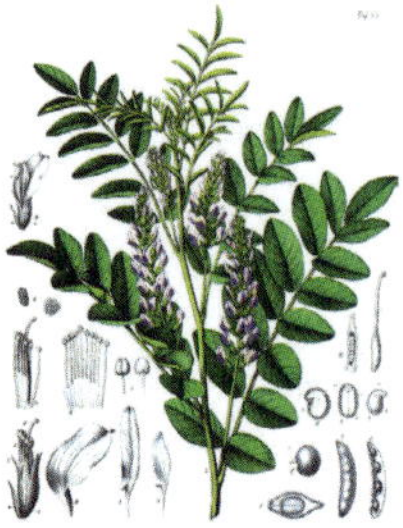

Glycyrrhizae

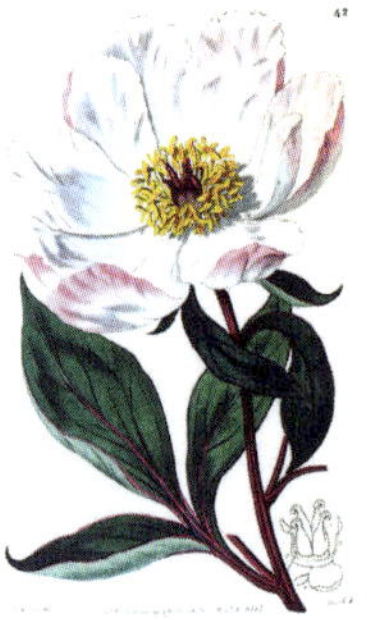

Paeoniae

Die Rezeptur stammt aus dem klassischen Werk „Shanghan lun, Abhandlung über Krankheiten durch Kälteschäden“ von Zhang Zhongjing aus dem 2. Jahrhundert. In Japan findet sie unter dem Namen *Shakuyakukanzoto* breite Anwendung.

Die Rezeptur besteht nur aus zwei Bestandteilen, ist aber in ihrer Wirkung sehr differenziert und wird sehr häufig zur Schmerzlinderung eingesetzt.

Aus Sicht der TCM trägt diese Rezeptur zur Harmonisierung von Leber und Milz bei und führt zur Linderung von Schmerzen. Aus der Sicht der westlichen Medizin hat AM-2 eine krampflösende, schmerzstillende und entzündungshemmende Wirkung. Sie hat eine starke hemmende und beruhigende Wirkung auf Schmerzen, die durch Muskelkrämpfe verursacht werden. Paeoniae alba (Lactiflora) Radix hat eine sedierende Wirkung auf die Erregung des Schmerzzentrums und des spinalen Reflexbogens, so dass es zentrale oder periphere Sehnenkontraktionen und durch Kontraktionen verursachte Schmerzen behandeln kann. Die Komponenten von Paeoniae alba (Lactiflora) Radix und Glycyrrhizae Radix et Rhizoma wirken zusammen sedierend, analgetisch, fiebersenkend, entzündungshemmend und entspannend auf die glatte Muskulatur.

Die AM-2 Rezeptur eignet sich zur Selbstmedikation und findet Anwendung beim Restless-Legs-Syndrom, (nächtlichen) Muskelkrämpfen und Spasmen. In der Gynäkologie findet die Rezeptur Anwendung bei Dysmenorrhö sowie Unterleibskrämpfen (s. Gyn-1).

Deutscher Name	Botanischer Name	PZN	Dosierung (g/Tag)
Süßholzwurzel	Glycyrrhizae Radix et Rhizoma	17423897	1,00
Weiße Pfingstrosenwurzel	Paeoniae alba (Lactiflora) Radix	17424135	0,60

Einnahme

- Tagesdosis von 1,6 g in mindestens 300 ml Wasser auflösen
- 2 Einnahmen/Tag

Anwendungsdauer

- mindestens 4 Wochen
- bei längerer Einnahme sollte eine Kontrolle der Transaminasen nach 6–8 Wochen erfolgen

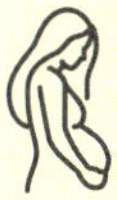

Verwendung während Schwangerschaft, Geburt oder Stillzeit

Die Sicherheit der Rezeptur bei schwangeren Frauen ist noch nicht erwiesen. Daher sollte sie bei schwangeren Frauen nur eingesetzt werden, wenn der zu erwartende therapeutische Nutzen die möglichen Risiken der Behandlung überwiegt.

Indikationen

1. Schmerzen im unteren Rücken
2. Restless-Legs-Syndrom
3. (nächtliche) Muskelkrämpfe
4. Spasmen
5. Dysmenorrhö

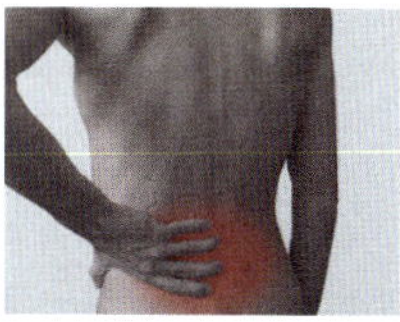

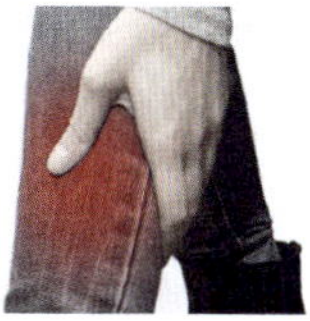

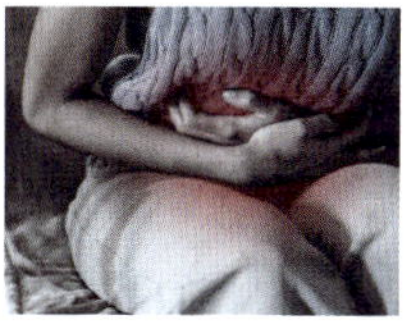

Leitsymptome

- Restless-Legs-Syndrom, Muskelkrämpfe
- Dysmenorrhö, Unterleibskrämpfe

Begleitsymptome

- unkontrollierter Bewegungsdrang
- Schlafmangel
- Schmerzen im Unterbauch
- Vorwölbung des Bauches und Rückenschmerzen durch Dysmenorrhö

Nebenwirkungen

Langfristige Anwendung kann zu Wasser- und Natriumretention, Kaliumstörungen, Ödemen und Bluthochdruck führen.

Kontraindikationen

Die Rezeptur sollte von Patientinnen und Patienten mit Herzerkrankungen nur nach ärztlicher Rücksprache verwendet werden. Diese Rezeptur ist nicht zur Vorbeugung oder dauerhaften Medikation geeignet.

Einsatz bei älteren Menschen

Da ältere Patientinnen und Patienten oft eine verminderte physiologische Regulation haben, werden sorgfältige Überwachung und Maßnahmen wie die Reduzierung der Dosis empfohlen.

Pädiatrische Verwendung

Studien, welche die Arzneimittelsicherheit bei Kindern belegen, liegen derzeit noch nicht vor.

Wissenschaftliche Studien siehe Seite 105.

AM-3

Merkwort: Infektnachsorge

Die verschleppte Erkältung, eine durchlaufene Pneumonie, oder auch Long-Covid können bekanntlich zu wochenlangen Einschränkungen führen. Typisch sind Kurzatmigkeit, schnelle Erschöpfung oder auch andauernder Husten. Die *Infektnachsorge*-Rezeptur kann hier zur schnelleren Regeneration beitragen und wird von der Chinesischen Gesundheitskommission zur Behandlung von Covid-19 Residuen empfohlen. Die Grundlage dieser Arzneimischung ist die klassische TCM-Formel „Rezeptur der sechs Edlen". Diese enthält ursprünglich Codonopsis Radix, Atractylodis macrocephalae Rhizoma, Poria alba, Glycyrrhizae Radix, Pinelliae Rhizoma und Citri reticulatae Pericarpium.

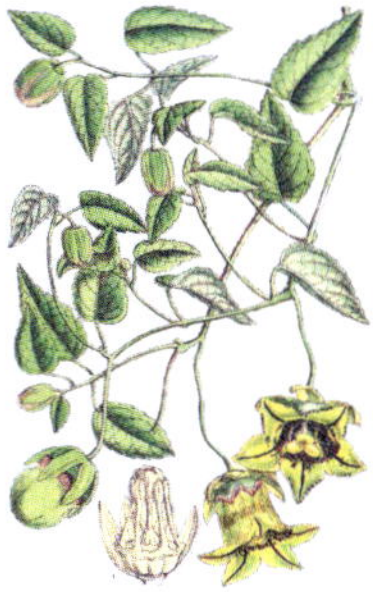

Codonopsis

Die Kombination ist eine Basisrezeptur um das vegetative Nervensystem zu aktivieren, Verschleimungen zu lösen und das Immunsystem zu stärken. In der Coronanachsorge wird die aktivierende Wirkung durch die Kombination von Codonopsis Radix und Astragali Radix verstärkt, um der Schwäche nach durchlaufener Infektion entgegen zu wirken. Hinzugefügt werden Amomi Fructus und Atractylodis Rhizoma bzw. Magnoliae Cortex. Alle gehören zur Gruppe der aromatischen, Feuchtigkeit ausscheidenden Arzneien, denen in der Behandlung von Covid-19 eine wichtige Rolle zugeschrieben wird, um den Körper von Verschleimungen zu befreien. Dabei wird alternativ Atractylodis eingesetzt, wenn die Schwäche der Bauchorgane im Vordergrund steht (AM-3) und Magnoliae, wenn sich die Schwäche in der Lunge mit persistierendem Husten prominent zeigt (AM-3.1).

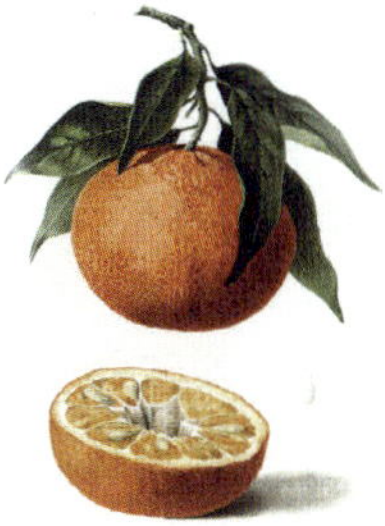

Citri

Deutscher Name	Botanischer Name	PZN	Dosierung (g/Tag)
Tragantwurzel	Astragali Radix	17423319	1,53
Glockenwindenwurzel	Codonopsis Radix	17423621	1,44
Großköpfiges Speichelkrautwurzel-stock	Atractylodis macrocephalae Rhizoma	17423325	0,87
Speichelkrautwurzelstock	Atractylodis Rhizoma	17423331	0,57
Mittsommerknolle	Pinelliae Rhizoma	17424218	0,57
Mandarinenschale	Citri reticulatae Pericarpium	17423578	0,47
Amomum-Sharen-Früchte	Amomi Fructus	17423213	0,44
Kokospilzmyzel	Poria alba (cocos)	17424299	0,33
Süßholzwurzel	Glycyrrhizae Radix et Rhizoma	17423897	0,32

Einnahme

- Tagesdosis von 6,5 g in mindestens 300 ml Wasser auflösen
- 2 Einnahmen/Tag nach den Mahlzeiten

Anwendungsdauer

- 2 Wochen
- bei längerer Einnahme sollte eine Kontrolle der Transaminasen nach 6–8 Wochen erfolgen

Verwendung während Schwangerschaft, Geburt oder Stillzeit

Die Sicherheit der Rezeptur bei schwangeren Frauen ist noch nicht erwiesen. Daher sollte sie bei schwangeren Frauen nur eingesetzt werden, wenn der zu erwartende therapeutische Nutzen die möglichen Risiken der Behandlung überwiegt.

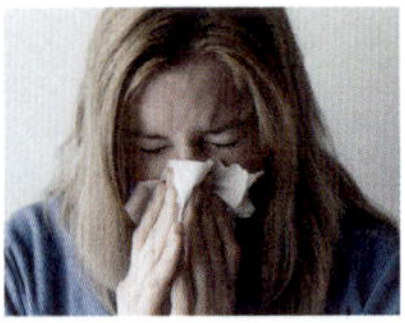

Indikationen

1. Long-Covid
2. (verschleppte) virale Erkrankung der Atemwege

Leitsymptome

- Kurzatmigkeit, Schwäche, Erschöpfung
- Lungenschwäche mit persistierendem Husten

Begleitsymptome

- Appetitlosigkeit, Aufstoßen
- Übelkeit, Völlegefühl
- Blähungen und breiiger Stuhl
- Husten

Nebenwirkungen und Kontraindikationen

- Myokarditis
- langfristiger Gebrauch kann zu Wasser- und Natriumretention, Kaliumstörungen, Ödemen und Bluthochdruck führen

Einsatz bei älteren Menschen

Da ältere Patientinnen und Patienten oft eine verminderte physiologische Regulation haben, werden sorgfältige Überwachung und Maßnahmen wie die Reduzierung der Dosis empfohlen.

Pädiatrische Verwendung

Studien, welche die Arzneimittelsicherheit bei Kindern belegen, liegen derzeit noch nicht vor.

Wissenschaftliche Studien siehe Seite 76.

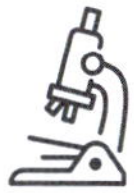

Modifikation der Rezeptur:

Bei Lungenschwäche mit persistierendem Husten wird Atractylodis Rhizoma gegen Magnoliae Officinalis Cortex ausgetauscht (AM-3.1):

Deutscher Name	Botanischer Name	PZN	Dosierung (g/Tag)
Speichelkrautwurzelstock	– Atractylodis Rhizoma	17423331	0,57
Magnolienrinde	+ Magnoliae Officinalis Cortex	17424023	0,33

AM-4

Merkwort: Gelenkschmerzen

Die Rezeptur AM-4 hat ihren Ursprung in der Traditionellen Chinesischen Medizin (chinesisch: „Gui Zhi Jia Shu Fu Tang“) und gehört in China, Japan und Südkorea zu den wichtigsten Rezepturen bei der Behandlung von Gelenkentzündungen. Sie verbessert die Mikrozirkulation in den Gelenken und wärmt den Körper somit auf. Dadurch entfaltet sich eine schmerzlindernde Wirkung.

Darüber hinaus bewirkt die Rezeptur eine Verringerung von entzündungsfördernden Stoffen (zum Beispiel IL-8) in der Synovialflüssigkeit. In Studien hat sich gezeigt, dass diese Wirkung vergleichbar mit nicht steroidalen Antirheumatika, wie Diclofenac und Indometacin, ist.

Die analgetischen Wirkungen von einzelnen Bestandteilen, wie Paeoniae alba (Lactiflora) Radix und Aconiti lateralis Praep. Radix sind bereits durch Studien belegt worden.

Obwohl der gesamte entzündungshemmende Mechanismus von AM-4 noch nicht vollständig erforscht ist, konnte bereits gezeigt werden, dass die Rezeptur die Freisetzung von proinflammatorischen Zytokinen hemmt. Dadurch wird auch die Aktivität von entzündungsbezogenen Mediatoren verringert und der Ausbreitung, beziehungsweise Neuentstehung von Entzündungsherden entgegengewirkt.

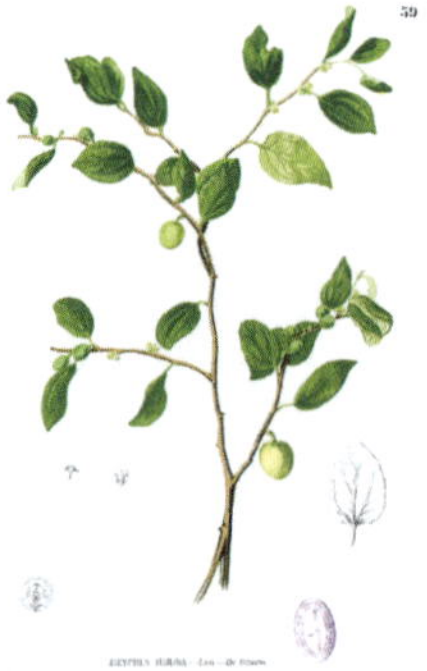

Jujubae

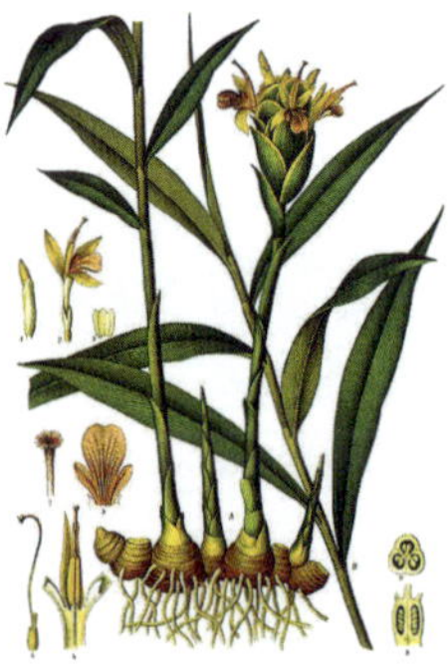

Zingiberis

Deutscher Name	Botanischer Name	PZN	Dosierung (g/Tag)
Chinesische Dattelfrucht	Jujubae Fructus	17423934	1,05
Cassia-Zimtrinde	Cinnamomi Cortex	17423561	1,00
Speichelkrautwurzelstock	Atractylodis Rhizoma	17423331	0,80
Weiße Pfingstrosenwurzel	Paeoniae alba (Lactiflora) Radix	17424135	0,40
Süßholzwurzel	Glycyrrhizae Radix et Rhizoma	17423897	0,33
getrockneter Ingwerwurzelstock	Zingiberis Rhizoma	17424603	0,23
präparierte Nebenwurzeln der Eisenhutwurzel	Aconiti lateralis Praep. Radix*	17423147	0,21

Verschreibungspflichtig

***Hinweis:** Aconiti lateralis Praep. Radix ist verschreibungspflichtig und darf nur in präparierter Form verordnet werden, da es sonst toxisch ist. Aconiti lateralis Praep. Radix kann vegetativ aktivierend und blutdrucksteigernd wirken. Längerfristige Einnahme und höhere Dosierungen sollten grundsätzlich erfahrenen Therapeuten der Phytomedizin vorbehalten werden. Alternativ kann der Bestandteil Aconiti lateralis Praep. Radix weggelassen werden.

Einnahme

- Tagesdosis von 4,0 g in mindestens 300 ml Wasser auflösen
- 2 Einnahmen/Tag nach Mahlzeiten

Anwendungsdauer

- mindestens 2 Wochen
- bei längerer Einnahme sollte eine Kontrolle der Transaminasen nach 6–8 Wochen erfolgen

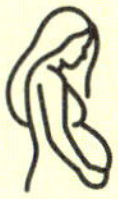

Verwendung während Schwangerschaft, Geburt oder Stillzeit

Die Sicherheit der Rezeptur bei schwangeren Frauen ist noch nicht erwiesen und sie sollte in diesem Fall nicht eingenommen werden. Während der Stillzeit ist eine ärztliche Rücksprache empfohlen.

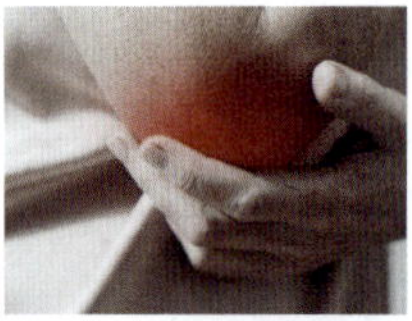

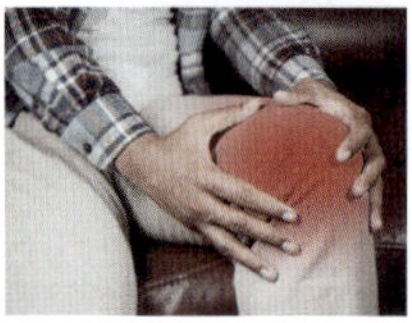

Indikationen

1. Gelenkschmerzen
2. Arthritis
3. Knieschmerzen
4. endogene Osteoarthritis
5. rheumatische Arthritis

Leitsymptome

- kälteinduzierte Polyarthralgie
- kälteinduzierte Steifheit der Gelenke
- kälteinduzierte Gelenkschwellungen

Begleitsymptome

- Myalgie, Kraftlosigkeit
- kalte Extremitäten
- neurologische Störungen: Rigor, Tremor, Kälteabneigung, Morgensteifigkeit, Nachtschweiß, Oligurie, Adipsie

Nebenwirkungen und Kontraindikationen

- allergische Hautreaktionen

Einsatz bei älteren Menschen

Da ältere Patientinnen und Patienten oft eine verminderte physiologische Regulation haben, werden sorgfältige Überwachung und Maßnahmen wie die Reduzierung der Dosis empfohlen.

Pädiatrische Verwendung

Studien, welche die Arzneimittelsicherheit bei Kindern belegen, liegen derzeit noch nicht vor.

Wissenschaftliche Studien siehe Seite 106.

AM-5

Merkwort: Energie-Booster

Die Rezeptur *Energie-Booster* basiert auf einem häufig genutzten Klassiker der Traditionellen Chinesischen Medizin ("Si Jun Zi Tang"). Durch eine Vielzahl von Erweiterungen und Modifikationen kann der Anwendungsbereich der Originalrezeptur breit differenziert werden. AM-5 m (Männer) und AM-5f (Frauen) stellen geschlechtsspezifische Varianten der Rezeptur mit dem Hauptfokus auf Erschöpfung dar.

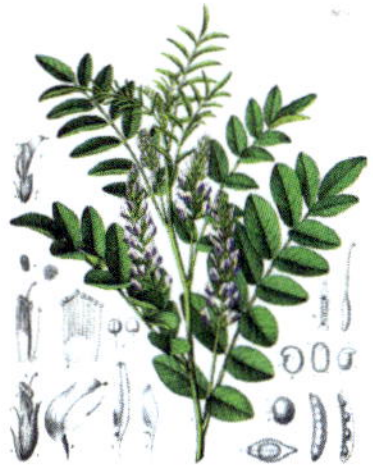

Glycyrrhizae

Forschungsergebnisse haben gezeigt, dass der *Energie-Booster* den Fett-Stoffwechsel, die Ausschüttung von Hormonen und die Signalweiterleitung der Nerven unterstützt und so dem Körper neue Kraft gibt. Im Vergleich zum *Stresslöser* (AM-1), ist diese Rezeptur darauf ausgelegt, die körperliche und geistige Belastbarkeit des Organismus in akuten Belastungssituationen zu stärken. Dies führt aufgrund einer höheren Leistungssteigerung zur Verringerung des Erschöpfungsgefühls und einer erhöhten Stressresistenz.

Die Rezeptur für Männer (AM-5 m):

Deutscher Name	Botanischer Name	PZN	Dosierung (g/Tag)
Tragantwurzel	Astragali Radix	17423319	1,37
Glockenwindenwurzel	Codonopsis Radix	17423621	1,04
Großköpfiges Speichelkrautwurzelstock	Atractylodis macrocephalae Rhizoma	17423325	1,04
Kokospilzmyzel	Poria alba (cocos)	17424299	0,32
Süßholzwurzel	Glycyrrhizae Radix et Rhizoma	17423897	0,38

Die Rezeptur für Frauen (AM-5f) enthält zusätzlich Paeoniae alba (Lactiflora) Radix und Angelica sinensis Radix und ist in der Dosierung angepasst:

Deutscher Name	Botanischer Name	PZN	Dosierung (g/Tag)
Tragantwurzel	Astragali Radix	17423319	1,14
Glockenwindenwurzel	Codonopsis Radix	17423621	0,87
Großköpfiges Speichelkrautwurzel-stock	Atractylodis macrocephalae Rhizoma	17423325	0,87
Chin. Engelwurzwurzel	Angelica sinensis Radix	17423271	0,87
Süßholzwurzel	Glycyrrhizae Radix et Rhizoma	17423897	0,32
Weiße Pfingstrosenwurzel	Paeoniae alba (Lactiflora) Radix	17424135	0,29
Kokospilzmyzel	Poria alba (cocos)	17424299	0,27

Einnahme

- Tagesdosis von 4,2 g (Männer)/4,6 g (Frauen) in mindestens 300 ml Wasser auflösen
- 2 Einnahmen/Tag nach den Mahlzeiten

Anwendungsdauer

- mindestens 2 Wochen
- bei längerer Einnahme sollte eine Kontrolle der Transaminasen nach 6–8 Wochen erfolgen

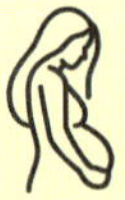

Verwendung während Schwangerschaft, Geburt oder Stillzeit

Die Sicherheit der Rezeptur bei schwangeren Frauen ist noch nicht erwiesen und sie sollte in diesem Fall nicht eingenommen werden. Während der Stillzeit ist eine ärztliche Rücksprache empfohlen.

Indikationen

1. Erschöpfung
2. Fatigue

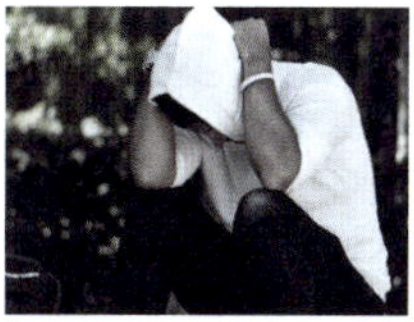

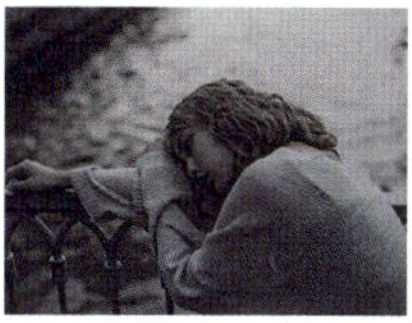

Leitsymptome

- Fatigue
- Müdigkeit
- Abgeschlagenheit

Begleitsymptome

- dünner Stuhl
- Appetitlosigkeit
- Magen-Darm-Schwäche

Nebenwirkungen

- Nervosität, Unruhe, Kopfschmerzen

Kontraindikationen

Ältere Patientinnen und Patienten die an Einschlafstörungen leiden, sollten die Rezeptur nicht vorm Schlafengehen einnehmen.

Einsatz bei älteren Menschen

Da ältere Patientinnen und Patienten oft eine verminderte physiologische Regulation haben, werden sorgfältige Überwachung und Maßnahmen wie die Reduzierung der Dosis empfohlen.

Pädiatrische Verwendung

Studien, welche die Arzneimittelsicherheit bei Kindern belegen, liegen derzeit noch nicht vor.

Wissenschaftliche Studien siehe Seite 106.

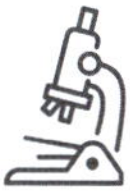

AM-6

Merkwort: Ruhiger Geist

Bei dieser Rezeptur handelt es sich um eine der am häufigsten verschriebenen traditionellen asiatischen Medikamente zur Behandlung von Schlaflosigkeit. Ein Hauptbestandteil in dieser Rezeptur ist Ziziphi spinosae Semen. An dieser Pflanze wird schon seit über 30 Jahren intensiv geforscht. Es wurden insbesondere beruhigende, entzündungshemmende, antioxidative und Blutdruck senkende Wirkungen beobachtet.

Die chemische Zusammensetzung von Ziziphi spinosae Semen ist äußerst komplex. Über 150 verschiedene chemische Komponenten, darunter Terpenoide, Alkaloide, Flavonoide, Fettsäuren, flüchtige Öle und Polysaccharide wurden isoliert und identifiziert.

Die Wirksamkeit wird durch die weiteren Bestandteile ergänzt. Diese Rezeptur aus der traditionellen asiatischen Medizin kann zur Behandlung vieler Krankheiten wie Schlaflosigkeit, Herzklopfen, Panikattacken, Reizbarkeit und Unruhe eingesetzt werden.

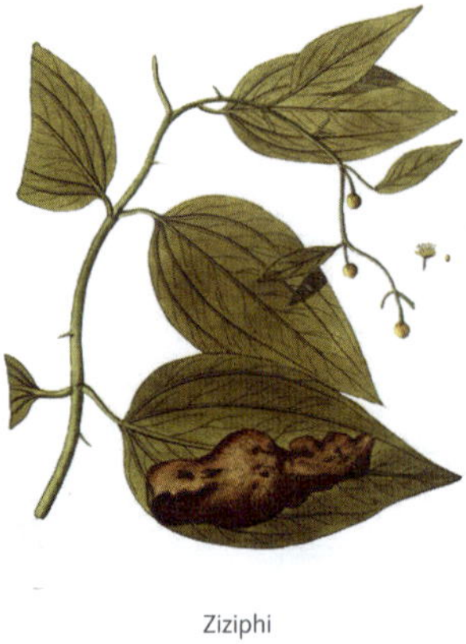

Ziziphi

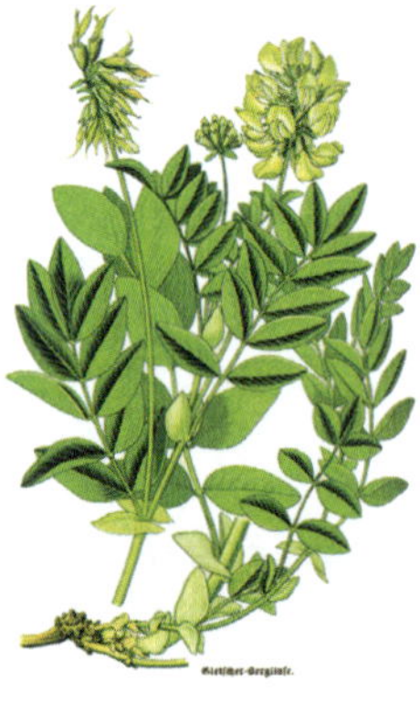

Poria cocos

Deutscher Name	Botanischer Name	PZN	Dosierung (g/Tag)
Muttergedenkenwurzelstock	Anemarrhenae Rhizoma	17423242	1,05
Szechuanliebstöckelwurzelstock	Chuanxiong Rhizoma	17423532	0,87
Wilde Dornkirschensamen	Ziziphi spinosae Semen	17424626	0,42
Kokospilzmyzel	Poria alba (cocos)	17424299	0,35
Süßholzwurzel	Glycyrrhizae Radix et Rhizoma	17423897	0,33

Einnahme

- Tagesdosis von 3,0 g in mindestens 300 ml Wasser auflösen
- 2–3 Einnahmen/Tag

Anwendungsdauer

- bis zum Abklingen der Beschwerden
- längstens 2 Monate

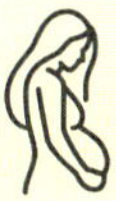

Verwendung während Schwangerschaft, Geburt oder Stillzeit

Die Sicherheit der Rezeptur bei schwangeren Frauen ist noch nicht erwiesen. Daher sollte sie bei schwangeren Frauen nur eingesetzt werden, wenn der zu erwartende therapeutische Nutzen die möglichen Risiken der Behandlung überwiegt.

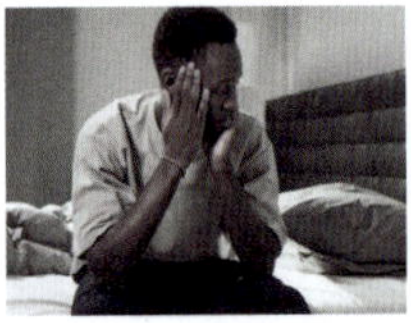

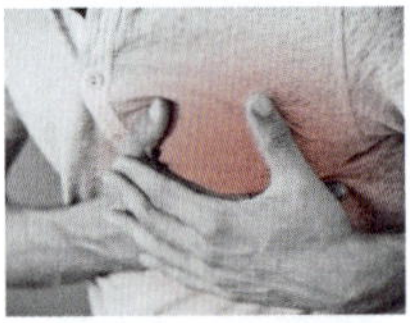

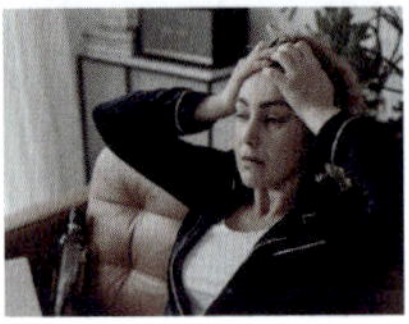

Indikationen

1. Schlaflosigkeit
2. Herzklopfen
3. Panikattacken
4. Albträume und Unruhe

Leitsymptome

- Schlafstörungen
- Unruhe
- Nervosität

Begleitsymptome

- Schwindel, Angst
- nächtliches Schwitzen
- Hitzewallungen
- Palpitationen und Reizbarkeit

Nebenwirkungen und Kontraindikationen

- allergische Hautreaktionen

Einsatz bei älteren Menschen

Da ältere Patientinnen und Patienten oft eine verminderte physiologische Regulation haben, werden sorgfältige Überwachung und Maßnahmen wie die Reduzierung der Dosis empfohlen.

Pädiatrische Verwendung

Studien, welche die Arzneimittelsicherheit bei Kindern belegen, liegen derzeit noch nicht vor.

Wissenschaftliche Studien siehe Seite 106.

AM-7

Merkwort: Gesunde Blase

Harnwegsinfekte gehören zu den am häufigsten auftretenden bakteriellen Infekten in Deutschland. Bei einem Harnwegsinfekt steigen Bakterien durch die Harnröhre in die Blase auf und rufen dort eine Entzündung der Schleimhaut hervor. Aufgrund der kürzeren Harnröhre und der unmittelbaren anatomischen Nähe zum Darmausgang sind Frauen von dieser Erkrankung häufiger betroffen als Männer.

Die deutsche S3-Leitlinie zu unkomplizierten Harnwegsinfekten verweist auf verschiedene Phytotherapeutika zur Behandlung. Die Rezeptur *Gesunde Blase* kann bei akuten und chronischen Harnwegsinfektionen angewendet werden. Durch die Zusammensetzung der pflanzlichen Bestandteile kommt es zu einer Förderung der Harnausscheidung und dem damit verbundenen Durchspülen der ableitenden Harnwege. In Forschungsarbeiten wurde zudem eine Hemmung der Harnsteinbildung durch Verringerung von Kalzium-Oxalat Ablagerungen festgestellt, sowie eine verminderte Freisetzung von entzündungsfördernden Proteinen, wie Inter-alpha-trypsin-inhibitor und Bikunin beobachtet.

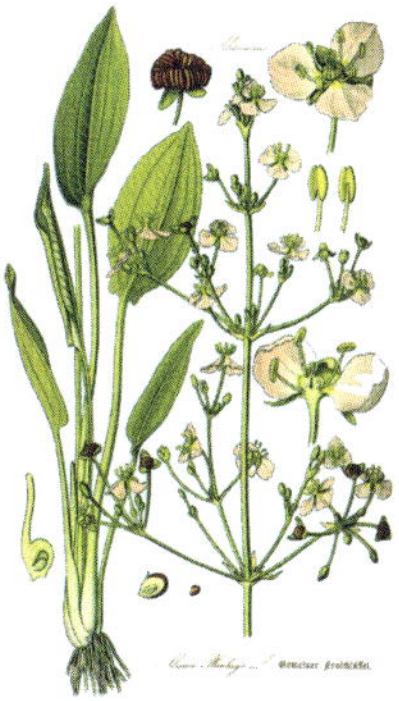

Alismatis

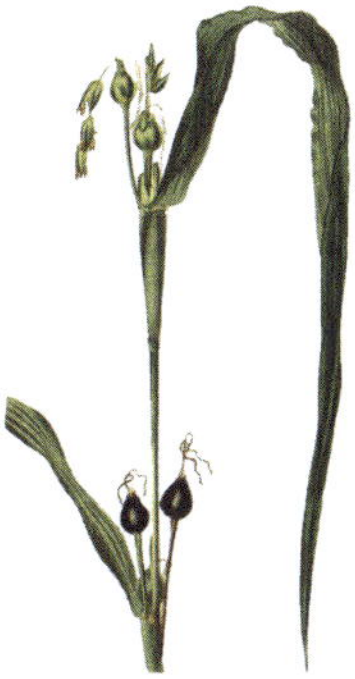

Coicis

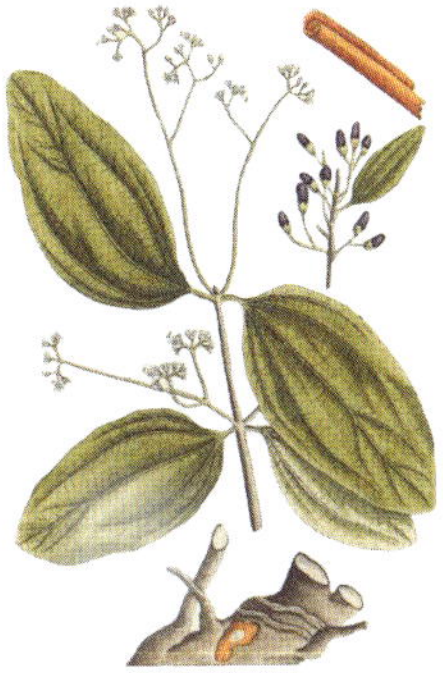

Cinnamomi

Deutscher Name	Botanischer Name	PZN	Dosierung (g/Tag)
Großköpfiges Speichelkrautwurzelstock	Atractylodis macrocephalae Rhizoma	17423325	1,52
Orient-Froschlöffel-Wurzelstock	Alismatis Rhizoma	17423207	0,97
Christustränengrassamen	Coicis Semen	17423638	0,47
Cassiazimtzweig	Cinnamomi cassiae Ramulus	17423555	0,35
Kokospilzmyzel	Poria alba (cocos)	17424299	0,35

Einnahme

- Tagesdosis von 3,6 g in mindestens 300 ml Wasser auflösen
- 2–3 Einnahmen/Tag

Anwendungsdauer

- bis zum Abklingen der Beschwerden
- längstens 2 Monate

Verwendung während Schwangerschaft, Geburt oder Stillzeit

Die Sicherheit der Rezeptur bei schwangeren Frauen ist noch nicht erwiesen. Daher sollte sie bei schwangeren Frauen nur eingesetzt werden, wenn der zu erwartende therapeutische Nutzen die möglichen Risiken der Behandlung überwiegt.

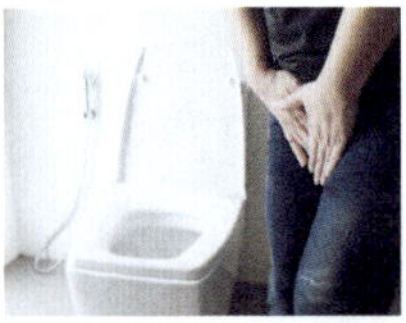

Indikationen

1. Prostatahypertrophie, chronische und akute Infekte der Harnwege, Harnsteinleiden, Urämie
2. Wassersucht, Nephrose

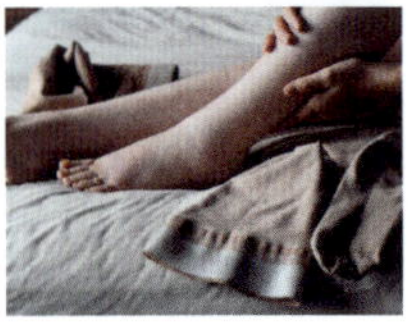

Leitsymptome

- Algurie, Oligurie
- allgemeines Krankheitsgefühl
- Durst

Begleitsymptome

- Kopfschmerzen
- Diarrhö
- Übelkeit

Nebenwirkungen und Kontraindikationen

- allergische Hautreaktionen

Einsatz bei älteren Menschen

Da ältere Patientinnen und Patienten oft eine verminderte physiologische Regulation haben, werden sorgfältige Überwachung und Maßnahmen wie die Reduzierung der Dosis empfohlen.

Pädiatrische Verwendung

Studien, welche die Arzneimittelsicherheit bei Kindern belegen, liegen derzeit noch nicht vor.

Wissenschaftliche Studien siehe Seite 76.

AM-8

Merkwort: Löser von Druck in Oberbauch und Brust

Etwa 20 % der Bevölkerung in Deutschland leidet unter wiederkehrenden Refluxbeschwerden wie zum Beispiel Sodbrennen. In der Selbstmedikation gibt es verschiedene Antazida, welche die vorhandene Magensäure reduzieren, indem ein Teil der Säure neutralisiert wird. Bei häufiger Einnahme kommt es jedoch zum sogenannten „Säure-Rebound". Der Körper produziert vermehrt Magensäure, um der Neutralisation durch das Antazida entgegenzuwirken.

Die Anzahl der vom Reizdarm betroffenen Menschen ist ähnlich hoch einzuschätzen, wie die der vom Sodbrennen Betroffenen. Das Reizdarmsyndrom tritt jedoch bei Frauen doppelt so häufig auf wie bei Männern und verläuft meist chronisch. Die Betroffenen sind durch den hohen Leidensdruck in ihrem Alltag stark eingeschränkt.

Studien haben gezeigt, dass die Rezeptur *Löser von Druck in Oberbauch und Brust* bei Nahrungsaufnahme die Entspannung des Magens fördert, das prozentuale Magenvolumen erhöht und den Mageninnendruck minimiert. Des Weiteren zeigen die durchgeführten Forschungsarbeiten zu AM-8, dass bei den Indikationen, die sich auf den Magendarmtrakt beziehen, eine Verringerung von Schmerzen, Völlegefühl, Sodbrennen und Übelkeit zu beobachten war.

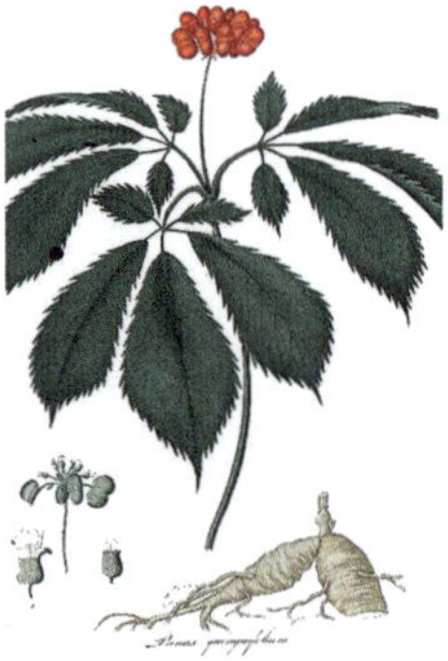

Ginseng

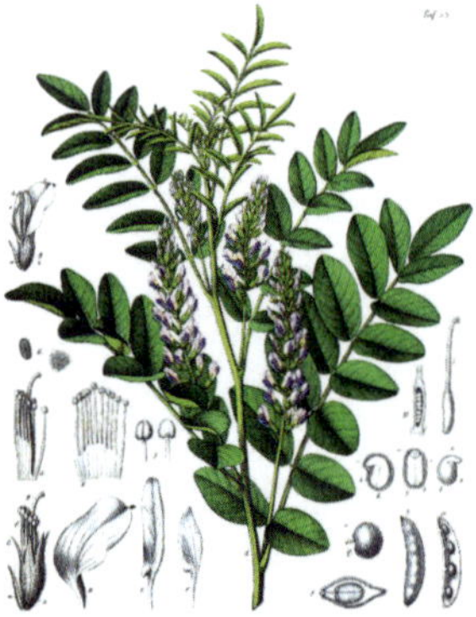

Glycyrrhizae

Deutscher Name	Botanischer Name	PZN	Dosierung (g/Tag)
Großköpfiges Speichelkrautwurzelstock	Atractylodis macrocephalae Rhizoma	17423325	1,52
Ginsengwurzel	Ginseng Radix et Rhizoma	17423880	0,67
Mittsommerknolle	Pinelliae Rhizoma	17424218	0,60
Mandarinenschale	Citri reticulatae Pericarpium	17423578	0,50
Süßholzwurzel	Glycyrrhizae Radix et Rhizoma	17423897	0,33
Kokospilzmyzel	Poria alba (cocos)	17424299	0,21

Einnahme

- Tagesdosis von 3,8 g in mindestens 300 ml Wasser auflösen
- 2 Einnahmen/Tag nach den Mahlzeiten

Anwendungsdauer

- 2 Wochen
- bei längerer Einnahme sollte eine Kontrolle der Transaminasen nach 6–8 Wochen erfolgen

Verwendung während Schwangerschaft, Geburt oder Stillzeit

Die Sicherheit der Rezeptur bei schwangeren Frauen ist noch nicht erwiesen und sie sollte in diesem Fall nicht eingenommen werden. Während der Stillzeit ist eine ärztliche Rücksprache empfohlen.

Indikationen

1. Verdauungsbeschwerden
2. Gastritis (akut und chronisch)
3. Sodbrennen, Reizdarm
4. Dyspepsie

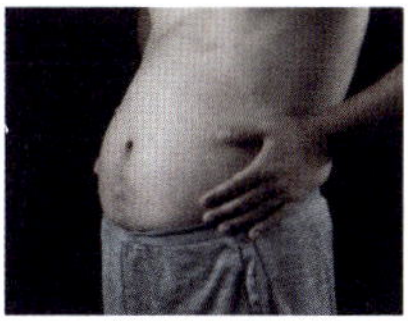

Leitsymptome

- Erschöpfung, Müdigkeit
- Abgeschlagenheit
- funktionelle Magen-Darm-Schwäche
- Verdauungsinsuffizienz
- Appetitlosigkeit

Begleitsymptome

- Völlegefühl oder postprandiale Magenschmerzen
- Nausea, Neigung zu Diarrhö
- kalte Hände und Füße

Nebenwirkungen und Kontraindikationen

- Unruhe, Nervosität
- Einschlafstörungen, Kopfschmerzen
- Blutandrang im Kopf

Einsatz bei älteren Menschen

Da ältere Patientinnen und Patienten oft eine verminderte physiologische Regulation haben, werden sorgfältige Überwachung und Maßnahmen wie die Reduzierung der Dosis empfohlen.

Pädiatrische Verwendung

Studien, welche die Arzneimittelsicherheit bei Kindern belegen, liegen derzeit noch nicht vor.

Wissenschaftliche Studien siehe Seite 76.

AM-9

Merkwort: Friede im Darm

Seit der chinesischen Antike dient die Rezeptur *Friede im Darm* zur Behandlung von infektiöser Gastroenteritis und Dysenterie. Sie kann auch bei Erkrankungen wie Colitis Ulcerosa, Morbus Crohn und Harnwegsinfekten verwendet werden. Diese Rezeptur findet bei Darmerkrankungen mit einer entzündlichen Ursache Anwendung. Mit dieser Rezeptur sollte jedoch nur Diarrhö behandelt werden, die mit erhöhter Körpertemperatur oder anderen Entzündungszeichen in Verbindung steht. Die therapeutische Wirkung entsteht, indem mehrere Inhaltsstoffe auf Signalwege wirken. Als Folge der chronischen Entzündung entsteht bei Morbus-Crohn-Patientinnen und -Patienten eine Darmfibrose mit der Entwicklung von Stenosen, begleitet von erhöhten Proteinkinasen. Studien zeigten, dass AM-9 Proteinkinasen verringert und damit das Ausmaß der Fibroseneigung reduziert. Dies könnte auch der Entwicklung von Stenosen vorbeugen.

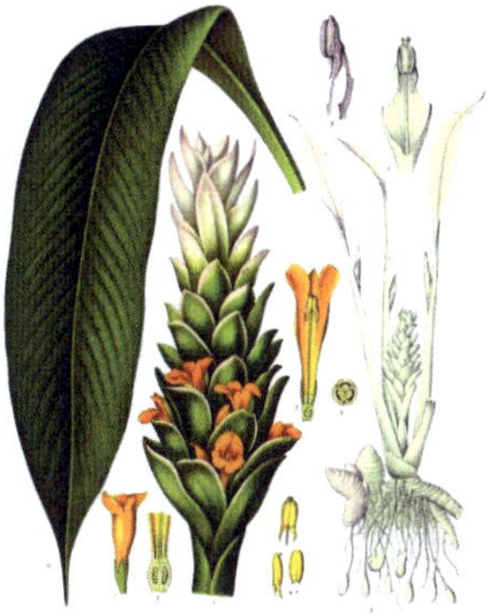

Curcumae

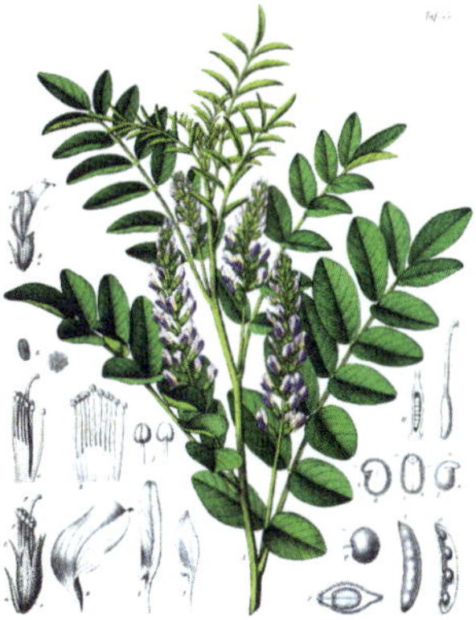

Glycyrrhizae

Deutscher Name	Botanischer Name	PZN	Dosierung (g/Tag)
Großköpfiges Speichelkrautwurzelstock	Atractylodis macrocephalae Rhizoma	17423325	1,21
Goldfadenwurzelstock	Coptidis Rhizoma	17423644	0,93
Süßholzwurzel	Glycyrrhizae Radix et Rhizoma	17423897	0,50
Korkbaumrinde	Phellodendri chinensis Cortex	17424193	0,47
Weiße Pfingstrosenwurzel	Paeoniae alba (Lactiflora) Radix	17424135	0,40
Kokospilzmyzel	Poria alba (cocos)	17424299	0,28
Zitwerwurzelstock	Curcumae zedoariae Rhizoma	17423704	0,23

Einnahme

- Tagesdosis von 4,0 g in mindestens 300 ml Wasser auflösen
- 2–3 Einnahmen/Tag

Anwendungsdauer

- bis zum Abklingen der Beschwerden
- längstens 2 Monate

Verwendung während Schwangerschaft, Geburt oder Stillzeit

Generell sollte auf Curcumae zeodaria Rhizoma in der Schwangerschaft verzichtet werden, da es Wehen verursachen kann.

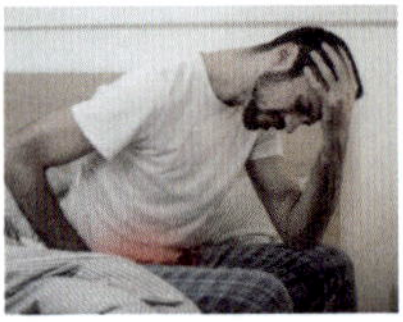

Indikationen

1. entzündliche Darmerkrankungen (Colitis Ulcerosa, Morbus Crohn)
2. Bauchschmerzen
3. Unterleibsdrang mit rektalem Schweregefühl
4. Brennen im Anus

Leitsymptome

- Fieber
- Diarrhö
- krampfartige Bauchschmerzen

Begleitsymptome

- Durst
- Analbeschwerden

Nebenwirkungen

Die Einnahme kann Wehen auslösen.

Kontraindikationen

Bei vorliegender Schwangerschaft sollte das Rezepturarzneimittel nicht verwendet werden.

Einsatz bei älteren Menschen

Da ältere Patientinnen und Patienten oft eine verminderte physiologische Regulation haben, werden sorgfältige Überwachung und Maßnahmen wie die Reduzierung der Dosis empfohlen.

Pädiatrische Verwendung

Studien, welche die Arzneimittelsicherheit bei Kindern belegen, liegen derzeit noch nicht vor.

Wissenschaftliche Studien siehe Seite 107.

AM-10

Merkwort: Schmerzhafter Durchfall

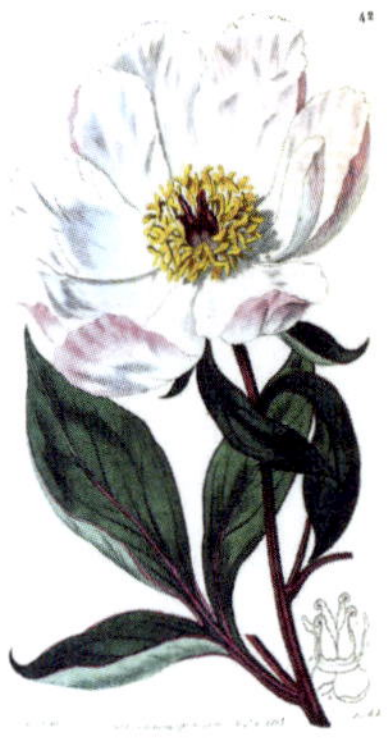

Paeoniae

Diese Rezeptur besteht zwar nur aus vier Bestandteilen, sie ist aber in ihrer Wirkung stark differenziert und wird sehr häufig zur Schmerzlinderung bei Durchfallerkrankungen eingesetzt. Aus Sicht der chinesischen Medizin trägt diese Rezeptur zur Harmonisierung von Leber und Milz bei und führt dadurch zur Linderung von Schmerzen.

Aus der Sicht der westlichen Medizin verringert die Rezeptur die Schmerzen bei Koliken und Darmkrämpfen. Außerdem können Begleitsymptome, wie z. B. laute Darmgeräusche und saures Aufstoßen gelindert werden.

In Studien hat sich gezeigt, dass während der Einnahme sowohl die Darmpermeabilität als auch die Barrierefunktion der Darmschleimhaut deutlich verbessert wurde. Dies steht vermutlich mit der Hemmung der Entzündungskaskade und der NF-κB-Notch-Signalwege in Zusammenhang.

Deutscher Name	Botanischer Name	PZN	Dosierung (g/Tag)
Großköpfiges Speichelkrautwurzelstock	Atractylodis macrocephalae Rhizoma	17423325	1,52
Mandarinenschale	Citri reticulatae Pericarpium	17423578	0,50
Ledebouriellawurzel	Saposhnikoviae Radix	17424402	0,39
Weiße Pfingstrosenwurzel	Paeoniae alba (Lactiflora) Radix	17424135	0,30

Einnahme

- Tagesdosis von 2,7 g in mindestens 300 ml Wasser auflösen
- 2 Einnahmen/Tag nach den Mahlzeiten

Anwendungsdauer

- maximal 3 Tage

Verwendung während Schwangerschaft, Geburt oder Stillzeit

Die Sicherheit der Rezeptur bei schwangeren Frauen ist noch nicht erwiesen. Daher sollte sie bei schwangeren Frauen nur eingesetzt werden, wenn der zu erwartende therapeutische Nutzen die möglichen Risiken der Behandlung überwiegt.

Indikationen

1. Verdauungsbeschwerden
2. Gastritis (akut und chronisch)
3. Sodbrennen, Reizdarm
4. Dyspepsie

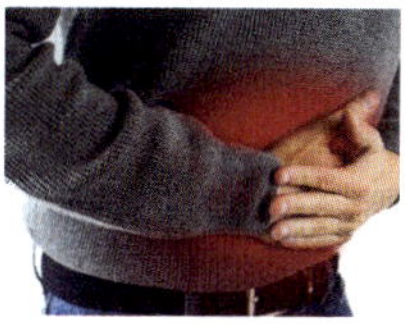

Leitsymptome

- akute Abdominalschmerzen
- Diarrhö

Begleitsymptome

- postprandiale Magenschmerzen
- Nausea
- Neigung zu Diarrhö
- kalte Hände und Füße

Nebenwirkungen und Kontraindikationen

Es liegen keine Nebenwirkungen und Kontraindikationen vor.

Einsatz bei älteren Menschen

Da ältere Patientinnen und Patienten oft eine verminderte physiologische Regulation haben, werden sorgfältige Überwachung und Maßnahmen wie die Reduzierung der Dosis empfohlen.

Pädiatrische Verwendung

Studien, welche die Arzneimittelsicherheit bei Kindern belegen, liegen derzeit noch nicht vor.

Wissenschaftliche Studien siehe Seite 107.

AM-11

Merkwort: Stress-Ex

Die *Stress-Ex* Rezeptur ist in der asiatischen Medizin als *Chai Hu Shu Gan San* bekannt und gehört zu den „harmonisierenden“ Rezepturen. Ihr Ursprung geht auf die späte Han-Dynastie zurück. Frei übersetzt bedeutet der Name Bupleurum-Dekokt, der die Leber entspannt. Die Rezeptur ist für Patientinnen und Patienten geeignet, die unter Stresssymptomen, verbunden mit Bluthochdruck und leichten Depressionen, leiden.

Das Wissen über die Wirksamkeit der Rezeptur wurde in mehreren Studien bestätigt. Es hat sich gezeigt, dass durch die Einnahme von *AM-11*, höhere SOD- und Katalase-CAT-Aktivitäten, niedrigere Malondialdehyd-MDA-Werte und höhere Glutathion-GSH-Spiegel erreicht werden. Durch diese pharmakologischen Mehrkomponenten wirkt AM-11 beruhigend auf Patientinnen und Patienten, ist leicht stimmungsaufhellend und löst Verkrampfungen. Eine Metaanalyse mit 42 Studien ergab ferner Hinweise, dass die Medikation als Zusatztherapie zur westlichen Therapie bei Depressionen wirkte, insbesondere bei Verstimmung von Patienten mit Parkinson-Erkrankung und bei Patienten mit Depressionen nach einem Schlaganfall.

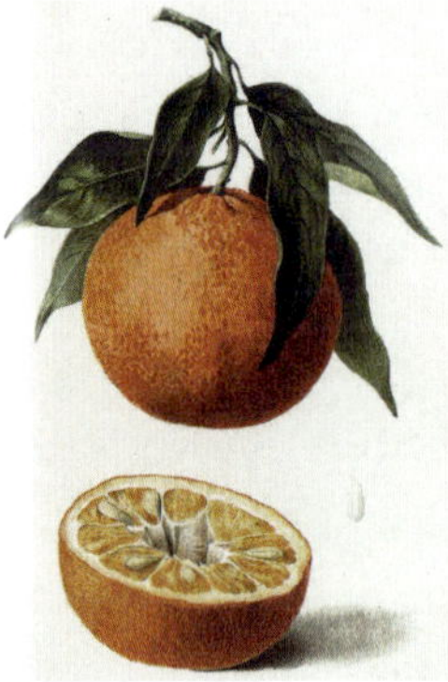

Citri

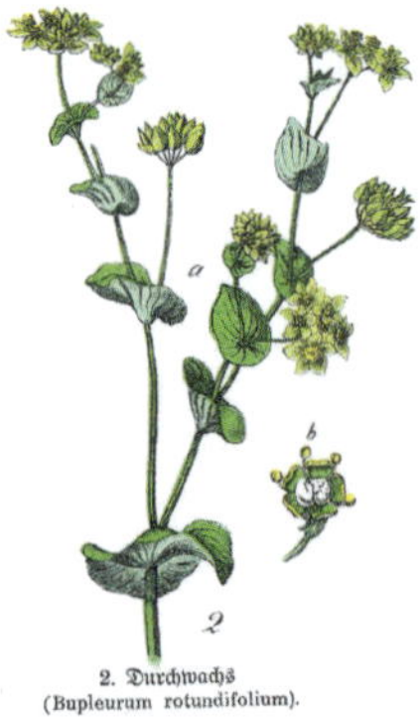

Bupleuri

Deutscher Name	Botanischer Name	PZN	Dosierung (g/Tag)
Szechuanliebstöckelwurzelstock	Chuanxiong Rhizoma	17423532	0,65
Chin. Hasenohrwurzel	Bupleuri Radix	17423420	0,58
Mandarinenschale	Citri reticulatae Pericarpium	17423578	0,50
Weiße Pfingstrosenwurzel	Paeoniae alba (Lactiflora) Radix	17424135	0,40
Grüne (unreife) Pomeranzenfrucht	Aurantii sive citri immaturus Fructus	17423377	0,35
Süßholzwurzel	Glycyrrhizae Radix et Rhizoma	17423897	0,33
Nussgraswurzelstock	Cyperi Rhizoma	17423727	0,21

Einnahme

- Tagesdosis von 3,0 g in mindestens 300 ml Wasser auflösen
- 2 Einnahmen/Tag nach den Mahlzeiten

Anwendungsdauer

- bei längerer Einnahme sollte ein Arzt konsultiert werden
- bei längerer Einnahme sollte eine Kontrolle der Transaminasen nach 6–8 Wochen erfolgen

Verwendung während Schwangerschaft, Geburt oder Stillzeit

Die Sicherheit der Rezeptur bei schwangeren Frauen ist noch nicht erwiesen und sie sollte in diesem Fall nicht eingenommen werden. Während der Stillzeit ist eine ärztliche Rücksprache empfohlen.

Indikationen

1. Stresssymptome
2. Bluthochdruck
3. leichte Depressionen*

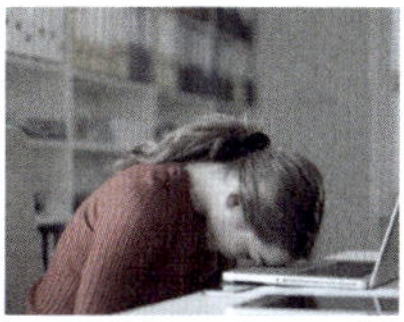

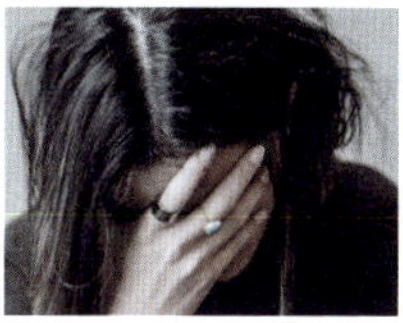

** als Zusatz zur westlichen Therapie*

Leitsymptome

- Verkrampfungen
- Verstopfung
- Stress, Nervosität

Begleitsymptome

- Kopfschmerzen
- Schmerzen im Schulter-Nacken-Bereich
- Schwindel
- trockener Mund und Hals
- Appetitlosigkeit
- Engegefühl im Brustbereich
- Frustration, Antriebslosigkeit

Nebenwirkungen

- Dünner Stuhl (Initialphase)
- Übelkeit

Kontraindikationen

Es liegen keine Kontraindikationen vor.

Einsatz bei älteren Menschen

Da ältere Patientinnen und Patienten oft eine verminderte physiologische Regulation haben, werden sorgfältige Überwachung und Maßnahmen wie die Reduzierung der Dosis empfohlen.

Pädiatrische Verwendung

Studien, welche die Arzneimittelsicherheit bei Kindern belegen, liegen derzeit noch nicht vor.

Hinweis

Kann bei leichten Depressionen als Ergänzung zur westlichen Therapie angewendet werden.

Wissenschaftliche Studien siehe Seite 107.

AM-12

Merkwort: Mentale Energie

Aus asiatischer Sicht verbraucht zu viel Denken Milz-Qi und führt zu Xue („Blut") Mangel mit unruhigem Geist. Wesentlich im Vergleich zu den anderen stärkenden Rezepturen ist die Unruhe des Geistes. Darunter versteht man Symptome wie Palpitationen, Unkonzentriertheit, viele Träume, unruhiger Schlaf und Vergesslichkeit. Daher empfiehlt sich die Einnahme der Rezeptur vor allem für Patientinnen und Patienten, die durch geistige Arbeit stark beansprucht werden.

In Studien zeigte sich durch die Einnahme von AM-12 ein verbesserter Effekt auf die kognitive Funktion. Da die Mischung viele Komponenten hat, ist es noch schwierig, alle ihre Mechanismen vollständig zu identifizieren. Die Wirkweise einzelner Bestandteile ist jedoch gut erforscht. So verhindert z. B. Polygalae Radix Gedächtnisdefizite und hemmt den Kollaps des axonalen Wachstumskegels in kultivierten Neuronen. Polygalae Radix zeigt bei gesunden erwachsenen Menschen eine gedächtnisfördernde Wirkung. Des Weiteren wurde festgestellt, dass die *Rezeptur AM-12* in der Lage ist, die Pathologie von Alzheimer über die Hemmung des Eintritts von Calcium (Ca2+) oder Tau-Dephosphorylierung zu verbessern.

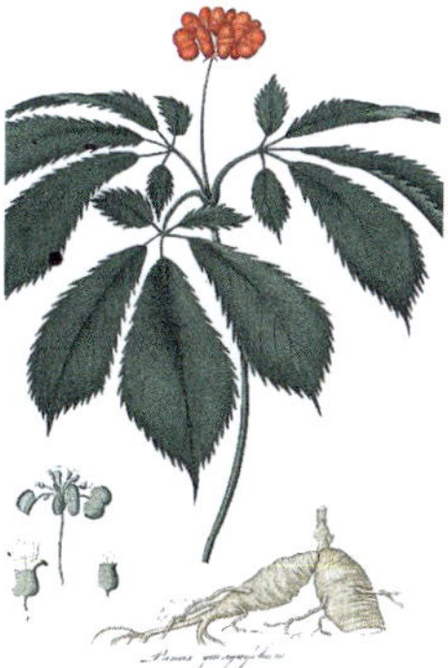

Ginseng

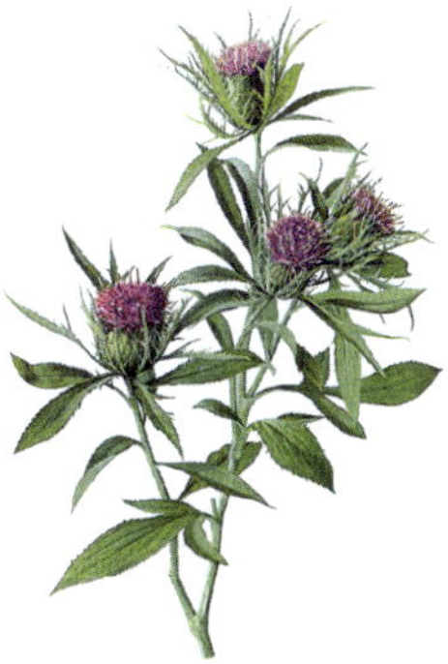

Atractylodis

Deutscher Name	Botanischer Name	PZN	Dosierung (g/Tag)
Ginsengwurzel	Ginseng Radix et Rhizoma	17423880	1,00
Großköpfiges Speichelkrautwurzelstock	Atractylodis macrocephalae Rhizoma	17423325	0,91
Chin. Engelwurzwurzel	Angelica sinensis Radix	17423271	0,61
Tragantwurzel	Astragali Radix	17423319	0,60
Chin. Dattelfrucht	Jujubae Fructus	17423934	0,53
Geröstete Süßholzwurzel	Glycyrrhizae Tosta Radix	17423905	0,33
Mandarinenschale	Citri reticulatae Pericarpium	17423578	0,25
Kreuzblumenwurzel	Polygalae Radix	17424253	0,23
Kokospilzmyzel	Poria alba (cocos)	17424299	0,21
Wilde Dornkirschensamen	Ziziphi spinosae Semen	17424626	0,21

Einnahme

- Tagesdosis von 4,9 g in mindestens 300 ml Wasser auflösen
- 2–3 Einnahmen/Tag nach den Mahlzeiten

Anwendungsdauer

- mindestens 2 Wochen
- bei längerer Einnahme sollte eine Kontrolle der Transaminasen nach 6–8 Wochen erfolgen

Verwendung während Schwangerschaft, Geburt oder Stillzeit

Die Sicherheit der Rezeptur bei schwangeren Frauen ist noch nicht erwiesen. Daher sollte sie bei schwangeren Frauen nur eingesetzt werden, wenn der zu erwartende therapeutische Nutzen die möglichen Risiken der Behandlung überwiegt.

Indikationen

1. Prüfungsangst
2. Menometrorrhagie
3. postpartale Schlafstörungen und Bindungsstörung
4. Anämie
5. Erschöpfung

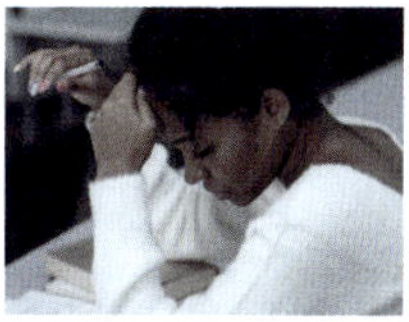

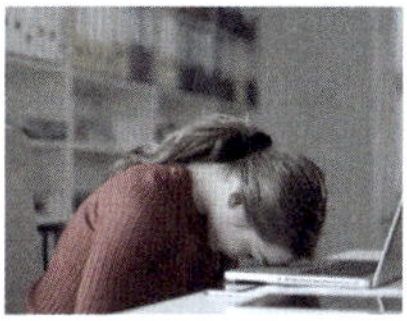

Leitsymptome

- Müdigkeit, Blässe, Erschöpfung
- Unkonzentriertheit, Schlaflosigkeit

Begleitsymptome

- weicher Stuhl
- viele Sorgen und Grübeln
- Ängstlichkeit, Vergesslichkeit
- Phobien, Appetitlosigkeit
- starke und lange Menstruation

Nebenwirkungen

Langfristige Einnahme kann zu Wasser- und Natriumretention, Kaliumstörungen, Ödemen und Bluthochdruck führen.

Kontraindikationen

- Adipositas per magna

Einsatz bei älteren Menschen

Da ältere Patientinnen und Patienten oft eine verminderte physiologische Regulation haben, werden sorgfältige Überwachung und Maßnahmen wie die Reduzierung der Dosis empfohlen.

Pädiatrische Verwendung

Studien, welche die Arzneimittelsicherheit bei Kindern belegen, liegen derzeit noch nicht vor.

Wissenschaftliche Studien siehe Seite 77.

Phytotherapie in der HNO-Medizin

Viele Menschen leiden – insbesondere zu Zeiten des Pollenflugs oder während der Erkältungszeit – unter Atemwegsbeschwerden. Egal, ob es sich um einen vorbeugenden Schutz handelt, eine akute Beschwerdephase eingetreten ist, oder die Atemwegsbeschwerden schon chronischer Natur sind – die asiatische Medizin hält wirksame Lösungen bereit, die wir Ihnen im Folgenden vorstellen möchten.

Diagnose	Differentialdiagnostik	Rezeptur
Prophylaxe	Pollenallergie, Infektionsschutz	HNO-3 *Prophylaxe*
(virale) Erkrankungen der oberen Atemwege	akute/chronische Rhinitis	HNO-1 *Nase frei*; HNO-2 *Durchatmen*
	akute/chronische Sinusitis	HNO-2 *Durchatmen*
	verschleppte virale Erkrankungen, Long-Covid, Kurzatmigkeit, ggf. persistierender Husten	AM-3* *Infektnachsorge*
	bei ersten Anzeichen typischer Erkältungssymptome	HNO-4 *Shufeng Jiedu*
	Influenza, grippaler Infekt, Covid-19	HNO-4 *Shufeng Jiedu*
Allergie (Pollen)	allergische Rhinitis	HNO-1 *Nase frei*

*Die Rezeptur hat eine breite Anwendung und ist daher auch in der Rubrik AM auf Seite 14 zu finden.

HNO-1

Merkwort: Nase frei

Die Rezeptur *HNO-1* ist eine klassische Rezeptur aus der Traditionellen Chinesischen Medizin zur Behandlung von Fließschnupfen. Die Rezeptur fördert das Abschwellen der Nasenschleimhaut und befreit die Nase. Sie gilt als Rezeptur, welche die Sinnesöffnungen frei macht.

In der asiatischen Phytomedizin gibt es verschiedene Variationen dieser Rezeptur, die auf differenzierte Symptomkomplexe zugeschnitten sind. Die hier beschriebene Grundrezeptur empfiehlt sich bei einfachem oder allergischem Fließschnupfen mit klarem Exsudat.

Die Hauptbestandteile der Rezeptur sind sorgfältig ausgewählte Pflanzen, die sich durch ihre spezifischen Eigenschaften auszeichnen. Xanthii Fructi unterstützen durch ihre entzündungshemmenden Eigenschaften das Abschwellen der Nasenschleimhaut. Magnolienblüten sind bekannt für ihre Fähigkeit, die Nasenwege zu befreien und Sinusitis-Symptome zu lindern. Angelica dahuricae hilft Kopfschmerzen und Druckgefühl im Kopf zu reduzieren, die häufig mit Fließschnupfen einhergehen. Pfefferminzblätter wirken kühlend und klärend, was besonders bei allergischem Schnupfen wohltuend ist. Gemeinsam bieten diese Pflanzen eine natürliche und effektive Alternative zur herkömmlichen Schnupfenbehandlung.

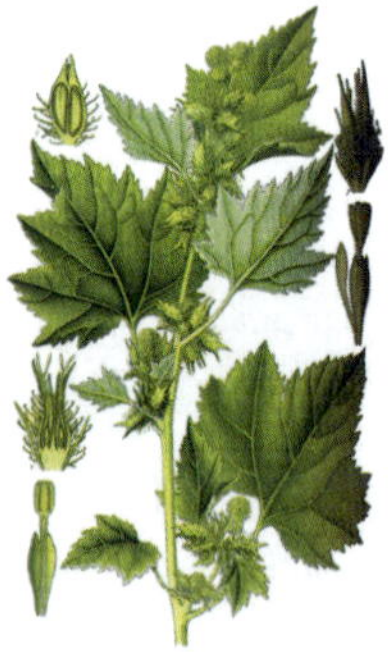

Xanthii

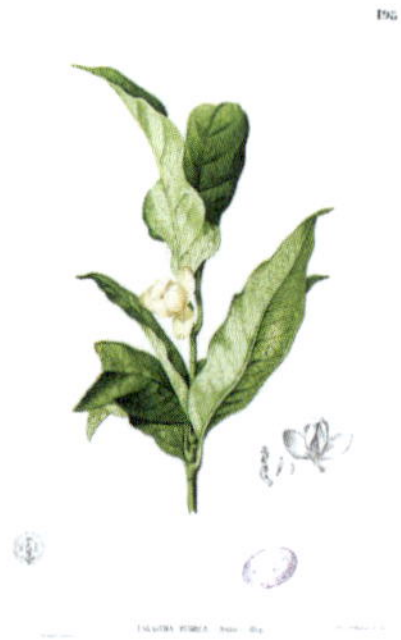

Magnoliae

Deutscher Name	Botanischer Name	PZN	Dosierung (g/Tag)
Sibirische Spitzklettenfrucht	Xanthii Fructus	17424595	0,60
Engelwurz	Angelica dahuricae Radix	17423259	0,45
Magnolienblüte	Magnoliae Flos	17424359	0,35
Chin. Ackerminzekraut	Menthae Herba	17424052	0,35

Einnahme

- Tagesdosis von 1,7 g in mindestens 300 ml heißem Wasser auflösen
- 2–3 Einnahmen/Tag

Anwendungsdauer

- bis zum Abklingen der Beschwerden
- längstens 2 Monate

Verwendung während Schwangerschaft, Geburt oder Stillzeit

Die Sicherheit der Rezeptur bei schwangeren Frauen ist noch nicht erwiesen. Daher sollte sie bei schwangeren Frauen nur eingesetzt werden, wenn der zu erwartende therapeutische Nutzen die möglichen Risiken der Behandlung überwiegt.

Indikationen

1. allergische Rhinitis oder Sinusitis
2. chronische Zustände einer Rhinitis oder Sinusitis

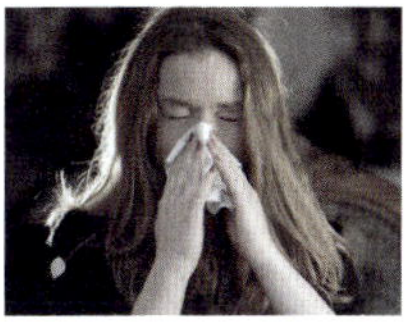

Leitsymptome

- Schnupfen mit reichlich klarem Exsudat

Begleitsymptome

- Schwindelgefühl
- frontale, temporale Kopfschmerzen
- Muskelschmerzen

Nebenwirkungen und Kontraindikationen

Es sind keine Nebenwirkungen und Kontraindikationen bekannt.

Einsatz bei älteren Menschen

Da ältere Patientinnen und Patienten oft eine verminderte physiologische Regulation haben, werden sorgfältige Überwachung und Maßnahmen wie die Reduzierung der Dosis empfohlen.

Pädiatrische Verwendung

Studien, welche die Arzneimittelsicherheit bei Kindern belegen, liegen derzeit noch nicht vor.

Wissenschaftliche Studien siehe Seite 108.

Abgrenzung zu HNO-2

Im Falle einer Ausweitung der Erkrankung auf die Nasennebenhöhlen empfiehlt sich die Einnahme der Rezeptur Durchatmen (HNO-2).

HNO-2

Merkwort: Durchatmen

Die Rezeptur *HNO-2* soll die Nase „durchgängig“ machen. Sie wird eingesetzt, wenn die Nase durch Polypen oder Schleim anhaltend blockiert wird und dadurch die Atmung erschwert ist und gegebenenfalls der Geruchssinn reduziert wird oder verloren geht. Die Symptome werden nach Theorie der Traditionellen Chinesischen Medizin durch „Wind“ (chinesisch Feng) und „Kälte“ (chinesisch Han) ausgelöst. Das entspricht nach westlicher Vorstellung Symptomen und Zuständen „als wäre man in Zugluft und in Kälte geraten“.

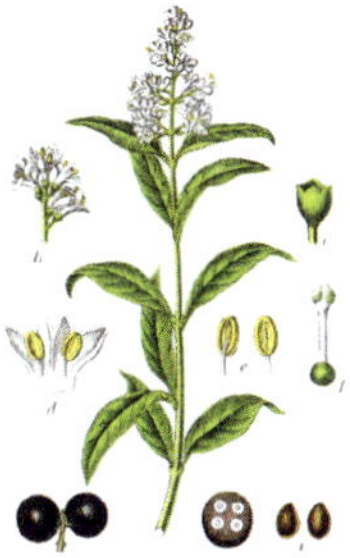

Ligustici

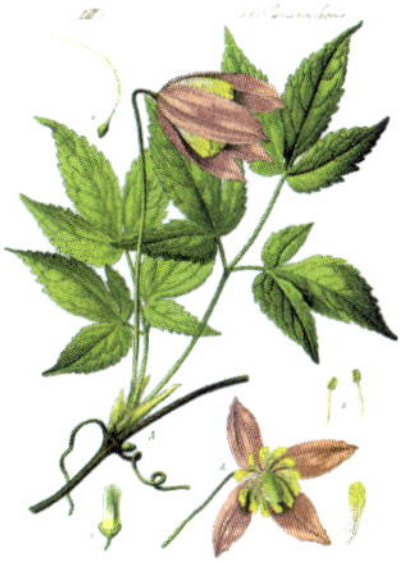

Clematidis

Deutscher Name	Botanischer Name	PZN	Dosierung (g/Tag)
Szechuanliebstöckelwurzelstock	Chuanxiong Rhizoma	17423532	0,76
Magnolienblüte	Magnoliae Flos	17424359	0,69
Engelwurz	Angelica dahuricae Radix	17423259	0,67
in Honig geröstete Süßholzwurzel	Glycyrrhizae Radix Tosta	17423905	0,50
Ledebouriellawurzel	Saposhnikoviae Radix	17424402	0,45
Clematisstängel	Clematidis armandii Caulis	17423590	0,41
Gebirgsangelikawurzel	Notopterygii Radix et Rhizoma	17424098	0,41
Schlangenwurzel	Cimicifugae Rhizoma	17423549	0,41

Einnahme

- Tagesdosis von 4,4 g in mindestens 300 ml heißem Wasser auflösen
- 2–3 Einnahmen/Tag

Anwendungsdauer

- bis zum Abklingen der Beschwerden
- üblicherweise 2 Wochen

Verwendung während Schwangerschaft, Geburt oder Stillzeit

Die Sicherheit der Rezeptur bei schwangeren Frauen ist noch nicht erwiesen. Daher sollte sie bei schwangeren Frauen nur eingesetzt werden, wenn der zu erwartende therapeutische Nutzen die möglichen Risiken der Behandlung überwiegt.

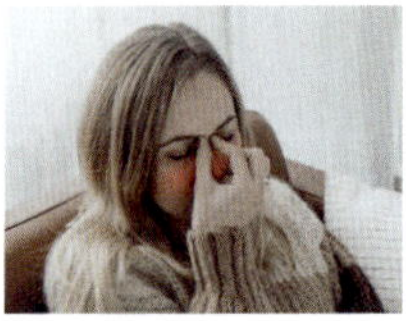

Indikationen

1. Sinusitis (akut/chronisch)
2. Rhinitis (akut/chronisch)
3. Polypen

Leitsymptom

- verstopfte Nase

Begleitsymptome

- Verlust des Geruchssinns
- Kopfschmerzen

Nebenwirkungen und Kontraindikationen

Bei langfristiger Einnahme von Süßholz kann es zu einem Absinken des Kaliumspiegels kommen. Die Rezeptur ist daher nicht als Dauermedikation geeignet.

Einsatz bei älteren Menschen

Da ältere Patientinnen und Patienten oft eine verminderte physiologische Regulation haben, werden sorgfältige Überwachung und Maßnahmen wie die Reduzierung der Dosis empfohlen.

Pädiatrische Verwendung

Studien, welche die Arzneimittelsicherheit bei Kindern belegen, liegen derzeit noch nicht vor.

Wissenschaftliche Studien siehe Seite 108.

Abgrenzung zu HNO-1

In Abgrenzung zu HNO-1 ist diese Rezeptur nicht auf die Behandlung von akutem Fließschnupfen ausgelegt. Sie dient der Behandlung von chronischen Symptomen der Rhinitis oder Sinusitis, wie einer verstopften Nase. Die Nase wird wieder frei, die Patientin oder der Patient kann durchatmen und erhält den Geruchssinn zurück. Durch die erleichterte Atmung wird auch der Schlaf verbessert und somit die Genesung beschleunigt.

HNO-3

Merkwort: Pollen- und Infektschutzschild

Die Rezeptur *HNO-3* ist in zwei Anwendungsgebieten einsetzbar Nach alter chinesischer Vorstellung bildet diese Rezeptur ein Schutzschild gegen krankheitsauslösende äußere Faktoren und ist „das Infektschutzschild“ gegen Erkältungskrankheiten. Die Rezeptur eignet sich dabei zur Prophylaxe für gesunde Erwachsene und Kinder ohne schwere Grunderkrankungen, die aber sehr schnell Erkältungskrankheiten bekommen, als Beispiel sei hier das „ständig erkältete Kind“ genannt. Sie ist im Allgemeinen bei geschwächten Abwehrkräften anzuwenden und hilft dabei diese zu stärken.

Des Weiteren mildert die Rezeptur *HNO-3* typische Symptome von Pollenallergien und bildet für die Betroffenen ein „Pollenschutzschild“.

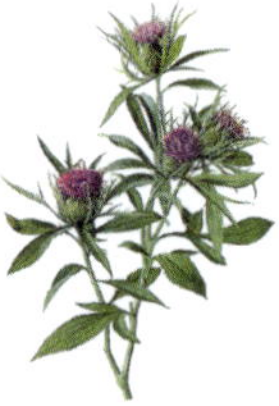

Atractylodis

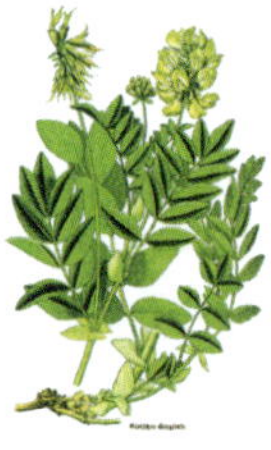

Astragali

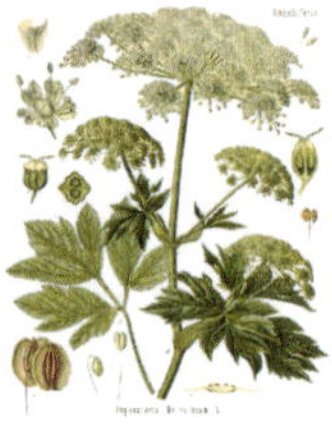

Saposhnikoviae

Deutscher Name	Botanischer Name	PZN	Dosierung (g/Tag)
Tragantwurzel	Astragali Radix	17423319	1,60
Großköpfiges Speichelkrautwurzelstock	Atractylodis macrocephalae Rhizoma	17423325	1,21
Ledebouriellawurzel	Saposhnikoviae Radix	17424402	0,52

Einnahme

- Tagesdosis von 3,3 g in mindestens 300 ml heißem Wasser auflösen
- 2–3 Einnahmen/Tag

Anwendungsdauer

- Infektschutz: 2–4 Wochen, längerer Zeitraum möglich. Bei allgemeiner Erschöpfung oder schwächlicher Konstitution kann es einige Wochen dauern, bis der Effekt der Therapie greifbar wird.
- Pollenschutz: Einnahme der Rezeptur ca. 8–10 Wochen vor dem erwarteten Beginn der Pollensaison, Einnahmedauer 4–8 Wochen.

Verwendung während Schwangerschaft, Geburt oder Stillzeit

Die Sicherheit der Rezeptur bei schwangeren Frauen ist noch nicht erwiesen. Daher sollte sie bei schwangeren Frauen nur eingesetzt werden, wenn der zu erwartende therapeutische Nutzen die möglichen Risiken der Behandlung überwiegt.

Leit- und Begleitsymptome

Keine, aber häufige Erkältungskrankheiten in der Krankengeschichte.

Nebenwirkungen und Kontraindikationen

Es sind keine Nebenwirkungen bekannt. Da Astragalus immunstimulierend wirkt, könnte es bei Menschen mit Autoimmunerkrankungen und bei Patienten, die gerade eine Transplantation hinter sich haben oder immunsuppressive Therapien einnehmen müssen, zu unerwünschten Wirkungen kommen. In diesen Fällen sollte HNO-3 nur nach sorgfältiger Abwägung eingenommen werden.

Einsatz bei älteren Menschen

Da ältere Patientinnen und Patienten oft eine verminderte physiologische Regulation haben, werden sorgfältige Überwachung und Maßnahmen wie die Reduzierung der Dosis empfohlen.

Pädiatrische Verwendung

Die Rezeptur ist als Pollen- und Infektschutz sehr gut für Kinder geeignet. Für den Geschmack kann etwas Honig hinzugefügt werden. Je nach Körpergewicht sollte eine Anpassung der Dosis vorgenommen werden. Die hier verwendete Dosierung gilt für Erwachsene.

Indikationen

1. primär als Schutz vor Erkrankungen der oberen Atemwege
2. Prophylaktikum für Allergiker (Pollen)

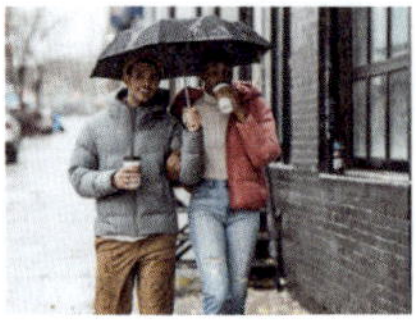

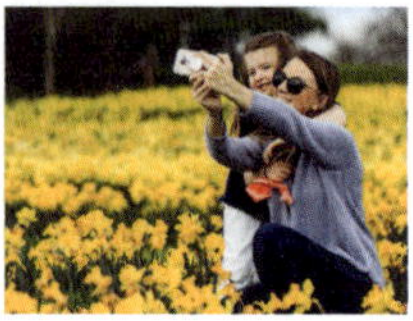

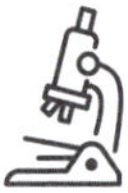

Wissenschaftliche Studien siehe Seite 108.

Erweiterung der Rezeptur:

Die Erweiterung der Rezeptur richtet sich primär an Patientinnen und Patienten mit höherem Expositionsrisiko und/oder Vorerkrankungen zum Infektionsschutz vor der Erkältungssaison. Daher wird die Basisrezeptur gegenüber dem Pollenschutzschild in der Dosierung angepasst:

Deutscher Name	Botanischer Name	PZN	Dosierung (g/Tag)
Tragantwurzel	Astragali Radix	17423319	2,29
Großköpfiges Speichelkrautwurzelstock	Atractylodis macrocephalae Rhizoma	17423325	1,73
Ledebouriellawurzel	Saposhnikoviae Radix	17424402	0,74

HNO-4

Merkwort: Shufeng Jiedu

Shufeng Jiedu wird in der traditionellen asiatischen Medizin seit mehr als 60 Jahren zur Behandlung akuter Atemwegserkrankungen mit Symptomen wie Halsschmerzen, Fieber, Husten und Kopfschmerzen eingesetzt. Zu Beginn der Beschwerden eingenommen, beeinflusst die einmalige Kombination von rein pflanzlichen Wirkstoffen das Immunsystem positiv und stabilisiert den Allgemeinzustand. Dies belegen mehr als 350 Studien aus den Bereichen der Grundlagenforschung und der klinischen Forschung. Studien belegen, dass *Shufeng Jiedu* einen antiviralen, entzündungshemmenden und fiebersenkenden Effekt hat.

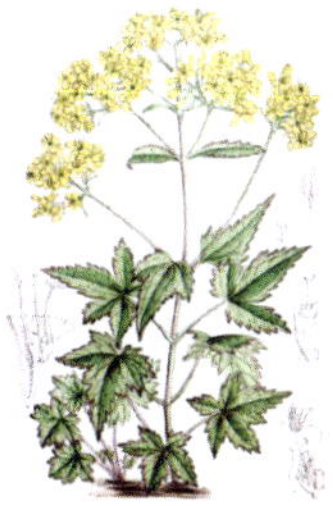

Patriniae

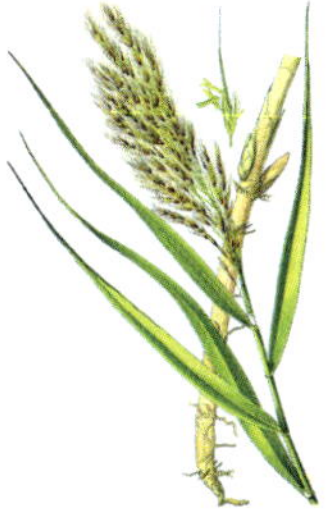

Phragmitis

Deutscher Name	Botanischer Name	PZN	Dosierung (g/Tag)
Färberwaidwurzel	Isatidis Radix	17423928	1,44
Chin. Hasenohrwurzel	Bupleuri Radix	17423420	1,15
Spitzblättriger Knöterich	Polygoni cuspidati Radix et Rhizoma	17424276	0,94
Täschelkraut	Patriniae Herba	18468063	0,86
Goldglöckchenfrucht	Forsythiae Fructus	17423822	0,60
Schilfrohrwurzelstock	Phragmitis Rhizoma	17424201	0,39
Süßholzwurzel	Glycyrrhizae Radix et Rhizoma	17423897	0,36
Eisenkraut	Verbenae Herba	17424589	0,30

Einnahme

- Tagesdosis von 6,0 g in mindestens 300 ml heißem Wasser auflösen
- 3 Einnahmen/Tag nach den Mahlzeiten

Anwendungsdauer

- die Einnahmedauer beträgt 3 bis maximal 9 Tage

Verwendung während Schwangerschaft, Geburt oder Stillzeit

Die Sicherheit der Rezeptur bei schwangeren Frauen ist noch nicht erwiesen. Daher sollte sie bei schwangeren Frauen nur eingesetzt werden, wenn der zu erwartende therapeutische Nutzen die möglichen Risiken der Behandlung überwiegt.

Leitsymptome

- Husten
- Schnupfen
- Halsschmerzen
- Fieber
- Schüttelfrost

Begleitsymptome

- Muskel-/Gelenkschmerzen
- Kopfschmerzen und Müdigkeit

Nebenwirkungen und Kontraindikationen

Bei längerer Einnahme können Blähungen sowie vermehrt Durchfälle auftreten.

Einsatz bei älteren Menschen

Da ältere Patientinnen und Patienten oft eine verminderte physiologische Regulation haben, werden sorgfältige Überwachung und Maßnahmen wie die Reduzierung der Dosis empfohlen.

Pädiatrische Verwendung

Kinder nehmen nach Alter gestaffelt eine geringere Dosis:

- 3–5 Jahre 1,5 g/Tag
- 6–11 Jahre 3 g/Tag
- 12–15 Jahre 4,5 g/Tag
- ab 16 Jahre volle Dosis

Indikationen

1. virale Erkrankungen der Atemwege
2. akute Exazerbationen der chronisch obstruktiven Lungenerkrankung (ACOPD)

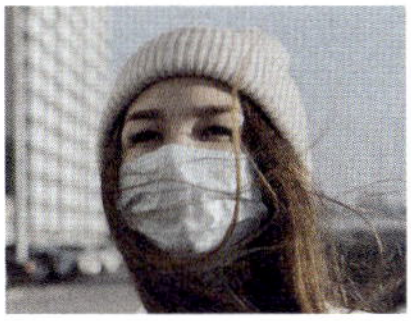

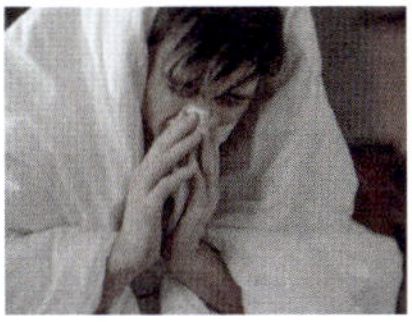

Wissenschaftliche Studien siehe Seite 78.

Phytotherapie in der Gynäkologie

Im Fachbereich der Gynäkologie gibt es viele Diagnosen für die eine Behandlung mit westlicher Medizin sehr gut geeignet ist. Es gibt jedoch auch einige Indikationen bei denen sie an ihre Grenzen stößt. Dies ist z. B. bei Menstruationsbeschwerden, Kinderwunsch oder Wechseljahresbeschwerden der Fall. Bei Vorliegen dieser Indikationen hat sich die asiatische Medizin als eine gute Therapiemöglichkeit mit großem Wirkpotenzial erwiesen.

Diagnose	Differentialdiagnostik	Rezeptur
Nachgeburtphase	ausgeprägte Erschöpfung, starker Blutverlust	GYN-6 *Wochenbett*
Nachgeburtphase, Menstruationsbeschwerden	Anämie, Abgeschlagenheit, Schwindel Kopfschmerzen	GYN-7 *Blutaufbau*
Menstruationsbeschwerden	Schmerzen im unteren Rücken, Krämpfe	GYN-1 *Krampflöser*
Menstruationsbeschwerden	unregelmäßiger/verkürzter Zyklus, Menorrhagie, Metrorrhagie	GYN-3 *Harmonisierer*
Menstruationsbeschwerden, Kinderwunsch, Infertilität	klumpiges Blut, Endometriose, Schmerzen	GYN-2 *Endomix*
Kinderwunsch, Infertilität	auf Schwangerschaft fixiert, PMS, Gefühl der Gestresstheit	GYN-3 *Harmonisierer*
Wechseljahresbeschwerden	Gereiztheit, Druck im Oberbauch, Hitze, Nackenschmerzen	GYN-3 *Harmonisierer*
Wechseljahresbeschwerden	Hitzewallungen, Erschöpfung, Palpitationen, Schlafstörungen	GYN-4 *Wechseljahre – Hitze*
Wechseljahresbeschwerden	Erschöpfung, Frieren, Rückenschmerzen, die durch Wärme besser werden	GYN-5 *Wechseljahre – Kälte*

Gyn-1

Merkwort: Krampflöser

Die Rezeptur *GYN-1* stammt aus dem klassischen chinesischen Werk „Shang Han Lun: Abhandlung über Krankheiten durch Kälteschäden“ von Zhang Zhongjing aus dem 2. Jahrhundert. In China ist die Rezeptur als *Shao Yao Gan Cao Tang* bekannt und auch in Japan unter dem Namen *Shakuyaku-kanzo-to* sehr populär. Obwohl die Rezeptur nur aus zwei Bestandteilen zusammengesetzt ist, entfaltet sie eine sehr differenzierte Wirkung und wird sehr häufig zur Schmerzlinderung eingesetzt. *Gyn-1* wirkt bei durch Muskelkrämpfe verursachten Schmerzen und hat – wie der Name verspricht – eine krampflösende, schmerzstillende und entzündungshemmende Wirkung. Die Pfingstrose (Paeonia Radix alba) hat eine sedierende Wirkung auf die Erregung des Schmerzzentrums und des spinalen Reflexbogens, so dass sie zentrale oder periphere Sehnenkontraktionen und durch Kontraktionen verursachte Schmerzen behandeln kann. Die Komponenten Pfingstrose und Süßholz wirken zusammen auf die glatte Muskulatur relaxierend, analgetisch, fiebersenkend, entzündungshemmend und entspannend. Neben der Verwendung in der Gynäkologie erzielt die Rezeptur auch gute Wirkungen beim Restless-Legs-Syndrom oder auch als Muskelrelaxanz im Sport und in der Geriatrie.

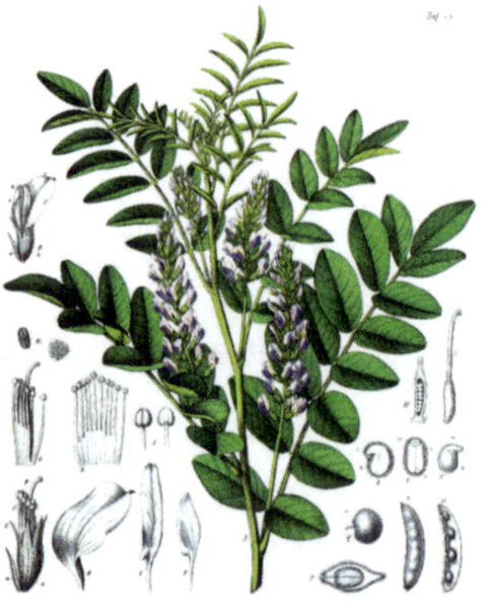

Glycyrrhizae

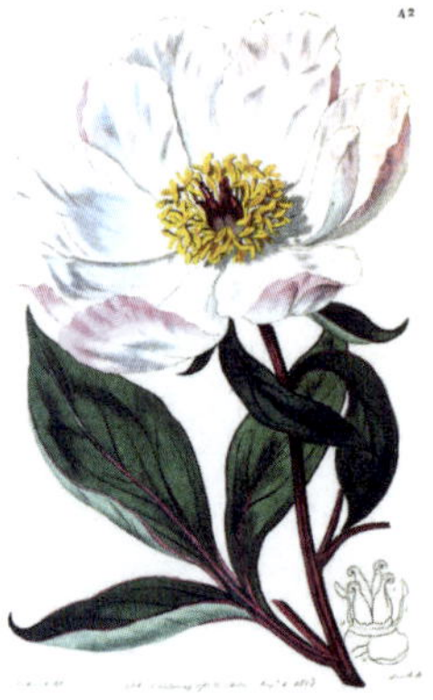

Paeoniae

Deutscher Name	Botanischer Name	PZN	Dosierung (g/Tag)
Süßholzwurzel	Glycyrrhizae Radix et Rhizoma	17423897	1,00
Weiße Pfingstrosenwurzel	Paeoniae alba (Lactiflora) Radix	17424135	0,60

Einnahme

- Tagesdosis von 1,6 g in mindestens 300 ml heißem Wasser auflösen
- 2 Einnahmen/Tag

Anwendungsdauer

- mindestens 4 Wochen
- bei längerer Einnahme sollte eine Kontrolle der Transaminasen nach 6–8 Wochen erfolgen

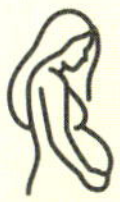

Verwendung während Schwangerschaft, Geburt oder Stillzeit

Die Sicherheit der Rezeptur bei schwangeren Frauen ist noch nicht erwiesen. Daher sollte sie bei schwangeren Frauen nur eingesetzt werden, wenn der zu erwartende therapeutische Nutzen die möglichen Risiken der Behandlung überwiegt.

Leitsymptome

- Dysmenorrhö
- Unterleibskrämpfe

Begleitsymptome

- Schmerzen im Unterbauch
- Vorwölbungen des Unterbauches
- Rückenschmerzen durch Dysmenorrhö

Nebenwirkungen und Kontraindikationen

Bei langfristigem Gebrauch: Wasser- und Natriumretention, Ödeme, Kaliumstörungen, Bluthochdruck. Patientinnen mit Herzerkrankungen sollten die Behandlung mit ihrem Arzt besprechen. Diese Rezeptur ist nicht zur Vorbeugung oder dauerhaften Medikation geeignet.

Einsatz bei älteren Menschen

Da ältere Patientinnen und Patienten oft eine verminderte physiologische Regulation haben, werden sorgfältige Überwachung und Maßnahmen wie die Reduzierung der Dosis empfohlen.

Pädiatrische Verwendung

Studien, welche die Arzneimittelsicherheit bei Kindern belegen, liegen derzeit noch nicht vor.

Indikationen

1. Schmerzen im unteren Rückenbereich, die durch Dysmenorrhö verursacht werden
2. Unterleibsschmerzen
3. Verbesserung der Symptome von Muskelkrämpfen

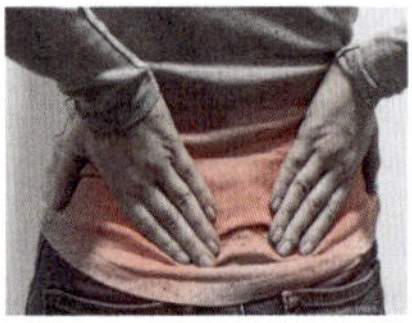
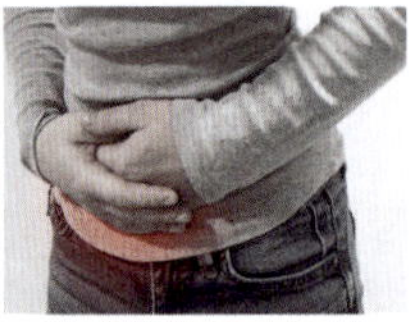
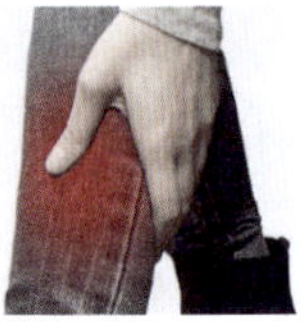

Wissenschaftliche Studien siehe Seite 79.

Gyn-2

Merkwort: Endomix

GYN-2 ist eine klassische Rezeptur, die erstmals in der Han Dynastie durch den Arzt Zhang Zhongjing beschrieben wurde. Es ist eine der meistverschriebenen Rezepturen zur Behandlung mit Endometriose assoziierten Symptomen.

Die Rezeptur wird in der Japanischen Kampomedizin sehr wirkungsvoll bei Patientinnen mit Endometriose eingesetzt. Auch Patientinnen mit ausgeprägten Endometriosebefunden können durch Einnahme der Arznei häufig beschwerdearm, teilweise sogar schmerzfrei werden. Die Wahrscheinlichkeit schwanger zu werden steigt deutlich. Liegt ein operationsbedürftiger Befund vor (z. B. größenprogrediente Endometriome oder schmerzhafte, tief infiltrierende Endometriose) ist die Kombination von *Gyn-2* mit invasiven Therapien (z. B. Operation, Gabe von Gestagen) sinnvoll bzw. möglich.

Aus Sicht der Traditionellen Chinesischen Medizin bewirkt *Gyn-2* eine Auflösung bestehender Blockaden. Je ausgeprägter die Blockaden, desto geringer ist die Wirksamkeit der Rezeptur. Im Umkehrschluss bedeutet dies, dass eine frühzeitige Anwendung sinnvoll ist. Sind Myome z. B. bereits im Durchmesser mehrere Zentimeter groß, kann die Kräutertherapie bestenfalls die weitere Zunahme verhindern, nicht aber große Myome signifikant verkleinern.

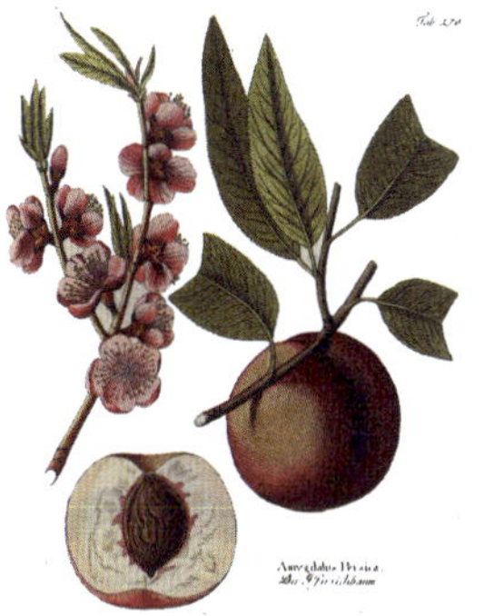

Persicae

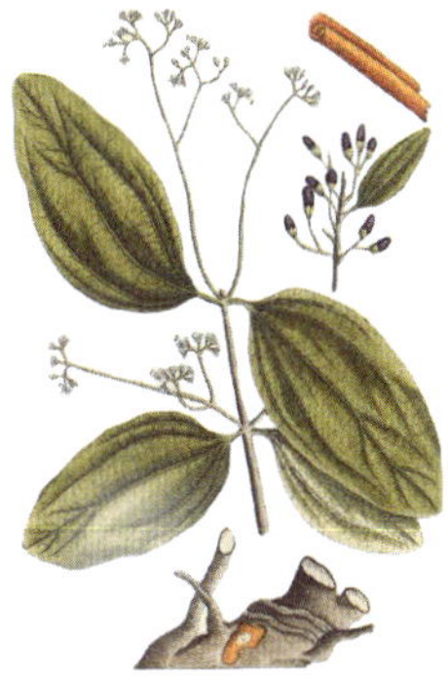

Cinnamomi

Deutscher Name	Botanischer Name	PZN	Dosierung (g/Tag)
Pfirsichsamen	Persicae Semen	17424187	0,80
Rinde der Strauchpäonienwurzel	Moutan Cortex	17424081	0,48
Cassiazimtzweig	Cinnamomi cassiae Ramulus	17423555	0,47
Weiße Pfingstrosenwurzel	Paeoniae alba (Lactiflora) Radix	17424135	0,40
Kokospilzmyzel	Poria alba (cocos)	17424299	0,28

Einnahme

- Tagesdosis von 2,4 g in Wasser auflösen
- 2 Einnahmen/Tag nach den Mahlzeiten

Anwendungsdauer

- mindestens 4 Wochen
- bei längerer Einnahme sollte eine Kontrolle der Transaminasen nach 6–8 Wochen erfolgen

Verwendung während Schwangerschaft, Geburt oder Stillzeit

Die Rezeptur sollte nicht bei schwangeren oder potenziell schwangeren Frauen angewendet werden, da Moutan Cortex und Persicae Semen Frühgeburten auslösen oder zum Schwangerschaftsabbruch führen können.

Leitsymptome

- Schmerzen
- Dysmenorrhö
- Schwindel

Begleitsymptome

- Menstruationsstörungen
- dunkle Mens mit Blutkoageln
- aufsteigende Hitze bei kalten Füßen
- Kopfschmerzen
- Schulter-Nacken-Verspannungen
- druckdolenter Unterbauch
- Bindegewebsschwäche

Nebenwirkungen

- Meteorismus, dünner Stuhl

Kontraindikationen

- Schwangerschaft, Stillzeit

Einsatz bei älteren Menschen

Da ältere Patientinnen und Patienten oft eine verminderte physiologische Regulation haben, werden sorgfältige Überwachung und Maßnahmen wie die Reduzierung der Dosis empfohlen.

Pädiatrische Verwendung

Studien, welche die Arzneimittelsicherheit bei Kindern belegen, liegen derzeit noch nicht vor.

Indikationen

1. Prä- und Postmenopausensyndrom
2. Endometriose*

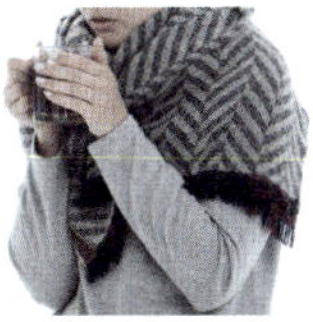

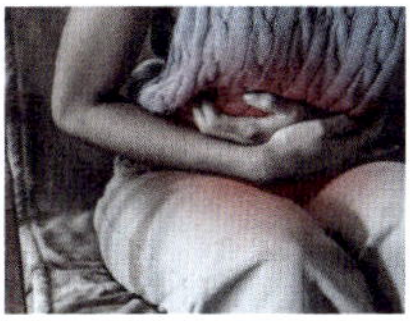

***Hinweis:** Da Endometrioseherde an verschieden Organlokalisationen auftreten und damit auch medizinische Komplikationen bewirken können, sollte eine parallele gynäkologische Behandlung durchgeführt werden.

Wissenschaftliche Studien siehe Seite 110.

Gyn-3

Merkwort: Harmonisierer

Diese Rezeptur gehört zu den heutzutage am häufigsten verordneten Arzneimischungen der Chinesischen Arzneitherapie. Am häufigsten wird es eingesetzt gegen Reizbarkeit, Unruhe, depressive Verstimmungen und Ängstlichkeit, die im Zusammenhang mit dem Menstruationszyklus oder in der Menopause auftreten. Aus Sicht der TCM wird das Leber Qi gekräftigt, das Blut genährt und die Milz gestärkt.

Als Schlüsselsymptome gelten Schwindelgefühle, Brustspannungen, Spannungen im Bereich der Flanken und Stimmungsschwankungen.

Auftreten können auch Spannungen im Abdomen, bitterer Mundgeschmack, weiche Stühle, unvollständige und schwierige Darmentleerung und unregelmäßige Menstruation.

Aus Sicht der westlichen Medizin wirkt die Rezeptur verdauungsregulierend, stärkend und entspannend sowie beruhigend. Dadurch stabilisiert sich oft der Stuhlgang und die Menstruation wird regelmäßiger. Schmerzen und Verspannungen treten seltener auf.

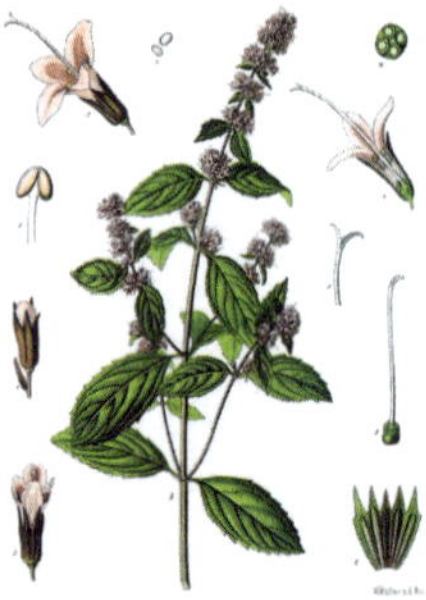

Menthae

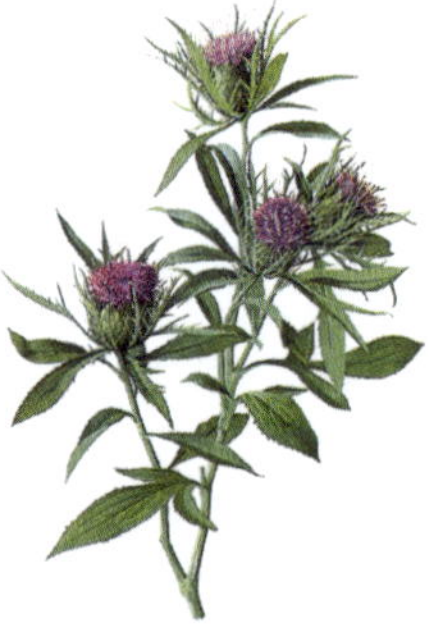

Atractylodis

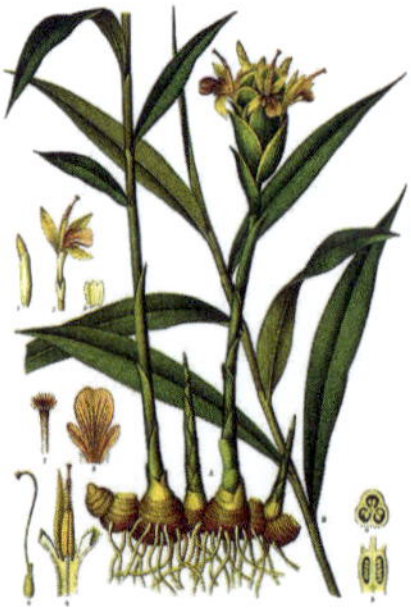

Zingiberis

Deutscher Name	Botanischer Name	PZN	Dosierung (g/Tag)
Großköpfiges Speichelkrautwurzelstock	Atractylodis macrocephalae Rhizoma	17423325	1,36
Chin. Engelwurzwurzel	Angelica sinensis Radix	17423271	1,36
Chin. Hasenohrwurzel	Bupleuri Radix	17423420	0,52
Weiße Pfingstrosenwurzel	Paeoniae alba (Lactiflora) Radix	17424135	0,45
getrockneter Ingwerwurzelstock	Zingiberis Rhizoma	17424603	0,41
in Honig geröstete Süßholzwurzel	Glycyrrhizae Radix Tosta	17423905	0,38
Kokospilzmyzel	Poria alba (cocos)	17424299	0,31
Chin. Ackerminzekraut	Menthae Herba	17424052	0,21

Einnahme

- Tagesdosis von 5 g in mindestens 300 ml heißem Wasser auflösen
- 2 Einnahmen/Tag nach den Mahlzeiten

Anwendungsdauer

- mindestens 4 Wochen
- bei längerer Einnahme sollte eine Kontrolle der Transaminasen nach 6–8 Wochen erfolgen

Verwendung während Schwangerschaft, Geburt oder Stillzeit

Die Sicherheit der Rezeptur bei schwangeren Frauen ist noch nicht erwiesen. Daher sollte sie bei schwangeren Frauen nur eingesetzt werden, wenn der zu erwartende therapeutische Nutzen die möglichen Risiken der Behandlung überwiegt.

Leitsymptome

- Stimmungsschwankungen
- Unruhe, Reizbarkeit, Schlafstörungen
- depressive Verstimmungen, Angst

Begleitsymptome

- Schulter-Nacken-Verspannungen
- Kopfschmerzen, Schwindel
- Schmerzen am ganzen Körper

Nebenwirkungen

- Meteorismus, Diarrhö, Übelkeit
- Erbrechen
- epigastrische Beschwerden
- Bauchschmerzen
- allergische Hautreaktion

Kontraindikationen

- Schwangerschaft, Stillzeit

Einsatz bei älteren Menschen

Da ältere Patientinnen und Patienten oft eine verminderte physiologische Regulation haben, werden sorgfältige Überwachung und Maßnahmen wie die Reduzierung der Dosis empfohlen.

Pädiatrische Verwendung

Studien, welche die Arzneimittelsicherheit bei Kindern belegen, liegen derzeit noch nicht vor.

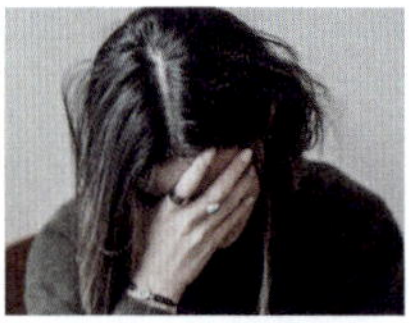

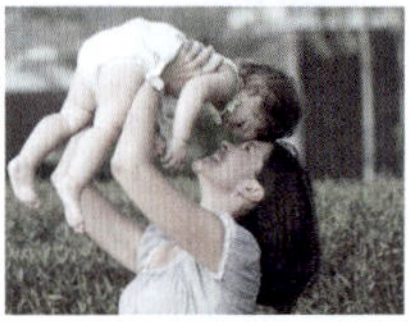

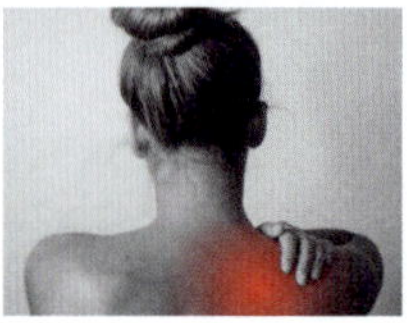

Indikationen

1. Endometritis*
2. Endometriose*
3. Erschöpfung, rezidivierende Kopfschmerzen
4. Kinderwunsch
5. Nervosität
6. Schulter-Nacken-Verspannungen
7. Menstruationsstörungen
8. prämenstruelles Syndrom
9. prä- und post-Menopausensyndrom
10. Schlafstörungen, Unruhe

**In Ergänzung zu primär schulmedizinisch zu behandelnden Erkrankungen.*

Wissenschaftliche Studien siehe Seite 111.

Gyn-4

Merkwort: Wechseljahre – Hitze

Die Wechseljahre sind für jede Patientin eine Lebensphase, die unweigerlich auf sie zukommt. Zwei Drittel aller Frauen erleben dabei körperliche und emotionale Begleiterscheinungen. In unserer Gesellschaft wird den Wechseljahren meist ein Symptomkomplex von zahlreichen Beschwerden zugeordnet. Generell neigen Patientinnen zu zwei Hauptmustern:

1. Innere Unruhe, Hitzewallungen und Trockenheit (vaginal, aber auch dermatologisch) oder
2. Kältesymptome (typisch ist das Gefühl der Eiseskälte), Trägheit und Energielosigkeit.

Für beide Muster typische gemeinsame Leiden sind Rücken- und/oder Kniebeschwerden, nachlassendes Hörvermögen oder sonstige Beschwerden der Ohren (Tinnitus, Hörsturz, Schwindel etc.), Blasenschwäche, schnelle Erschöpfung und nachlassende Energie. Je nachdem, welches Muster bei der Patientin vorliegt, ist entweder Gyn-4 (Hitze) oder Gyn-5 (Kälte) indiziert. Da periklimakterische Patientinnen manchmal zwischen Hitze- und Kältesymptomen wechseln, kann die Verwendung der beiden Rezepturen je nach aktueller Befindlichkeit sehr sinnvoll sein.

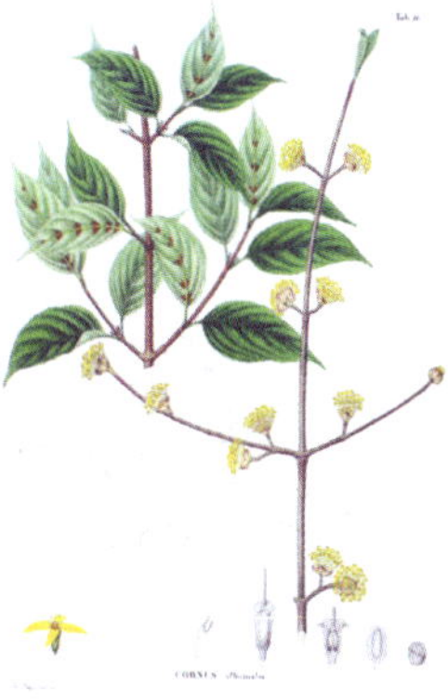

Corni

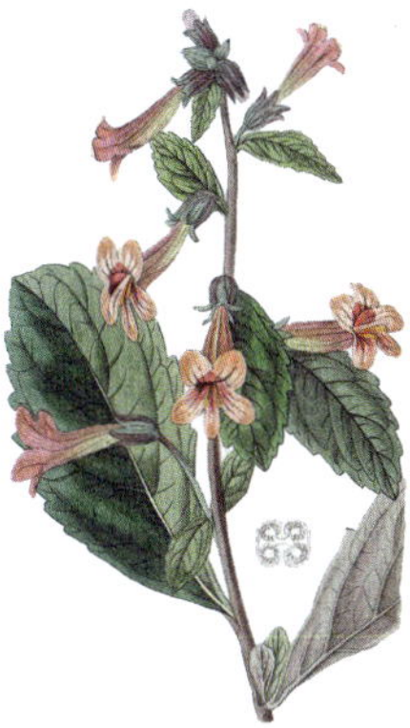

Rehmanniae

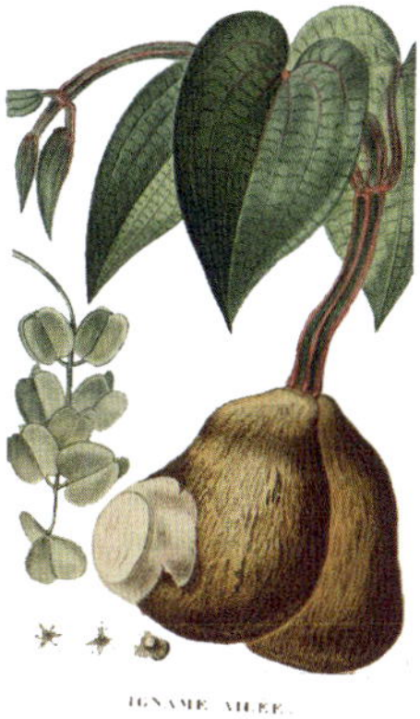

Dioscoreae oppsita

Deutscher Name	Botanischer Name	PZN	Dosierung (g/Tag)
Kornelkirschenfrucht	Corni Fructus	17423650	0,91
Rehmanniawurzel	Rehmanniae Radix	17424342	0,60
Orient-Froschlöffel-Wurzelstock	Alismatis Rhizoma	17423207	0,48
Rinde der Strauchpäonienwurzel	Moutan Cortex	17424081	0,36
Yamswurzelknollen	Dioscoreae oppsitae Rhizoma	17423733	0,30
Kokospilzmyzel	Poria alba (cocos)	17424299	0,21

Einnahme

- Tagesdosis von 2,9 g in mindestens 300 ml heißem Wasser auflösen
- 2 Einnahmen/Tag nach den Mahlzeiten

Anwendungsdauer

- 2–8 Wochen
- bei längerer Einnahme sollte eine Kontrolle der Transaminasen nach 6–8 Wochen erfolgen

Verwendung während Schwangerschaft, Geburt oder Stillzeit

Die Sicherheit der Rezeptur bei schwangeren Frauen ist noch nicht erwiesen. Daher sollte sie bei schwangeren Frauen nur eingesetzt werden, wenn der zu erwartende therapeutische Nutzen die möglichen Risiken der Behandlung überwiegt.

Leitsymptome

- Trockenheit (generell, vaginal)
- aufsteigende Hitze, Hitzewallungen
- eventuell heiße Hände, Füße, Dekolleté
- innere Unruhe und Nachtschweiß

Begleitsymptome

- Haarausfall, schnelle Erschöpfung
- Rücken- und Kniebeschwerden
- Hörminderung, Schwindel
- Ohrensausen, innere Unruhe
- Schlafstörungen

Nebenwirkungen

- bei längerer Einnahme können Gewichtszunahme, Trägheit oder Kältegefühl auftreten
- bei einer Schwäche der Verdauungsorgane können Völlegefühl und Übelkeit sowie vermehrt Durchfälle auftreten

Kontraindikationen

- Depressionen
- Übergewicht

Einsatz bei älteren Menschen

Da ältere Patientinnen und Patienten oft eine verminderte physiologische Regulation haben, werden sorgfältige Überwachung und Maßnahmen wie die Reduzierung der Dosis empfohlen.

Indikationen

1. prä-, peri- und postmenopausale Wechseljahrbeschwerden
2. generelle Trockenheit, evtl. mit Juckreiz
3. Handrang mit dunklem Urin

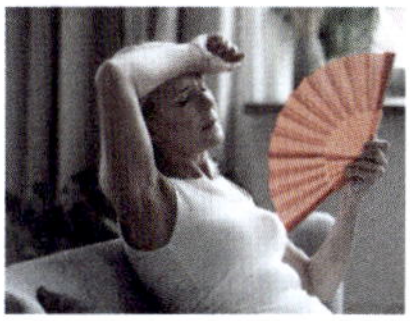
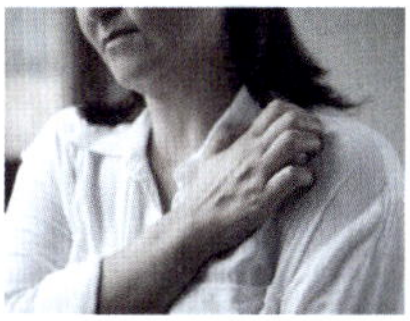
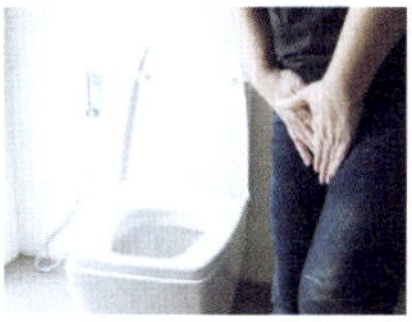

Wissenschaftliche Studien siehe Seite 111.

Gyn-5

Merkwort: Wechseljahre – Kälte

Die Wechseljahre sind für jede Patientin eine Lebensphase, die unweigerlich auf sie zukommt. Zwei Drittel aller Frauen erleben dabei körperliche und emotionale Begleiterscheinungen. In unserer Gesellschaft wird den Wechseljahren meist ein Symptomkomplex von zahlreichen Beschwerden zugeordnet. Generell neigen Patientinnen zu zwei Hauptmustern:

1. Innere Unruhe, Hitzewallungen und Trockenheit (vaginal, aber auch dermatologisch) oder
2. Kältesymptome (typisch ist das Gefühl der Eiseskälte), Trägheit und Energielosigkeit.

Für beide Muster typische gemeinsame Leiden sind Rücken- und/oder Kniebeschwerden, nachlassendes Hörvermögen oder sonstige Beschwerden der Ohren (Tinnitus, Hörsturz, Schwindel etc.), Blasenschwäche, schnelle Erschöpfung und nachlassende Energie. Je nachdem, welches Muster bei der Patientin vorliegt, ist entweder Gyn-4 (Hitze) oder Gyn-5 (Kälte) indiziert. Da periklimakterische Patientinnen manchmal zwischen Hitze- und Kältesymptomen wechseln, kann die Verwendung der beiden Rezepturen je nach aktueller Befindlichkeit sehr sinnvoll sein.

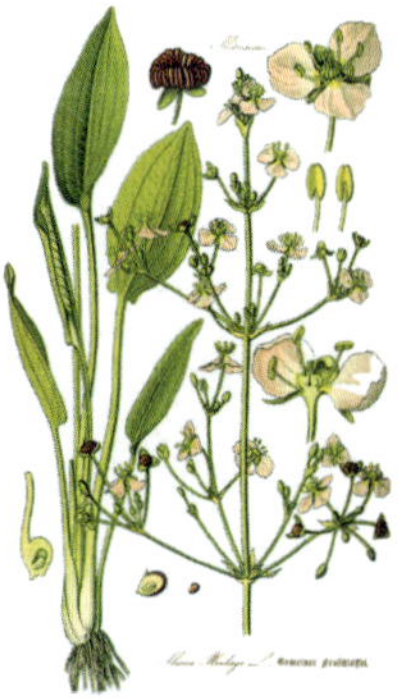

Alismatis

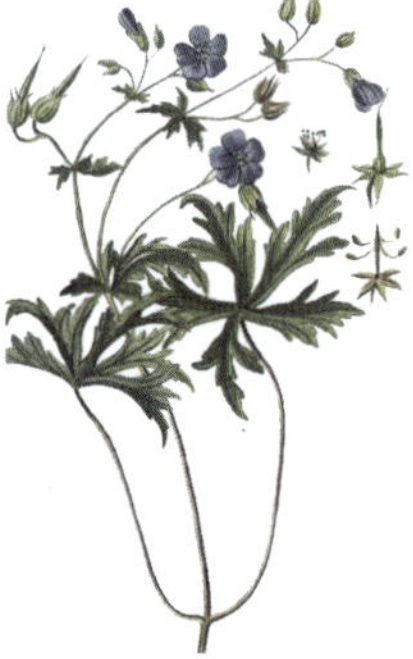

Aconitum

Deutscher Name	Botanischer Name	PZN	Dosierung (g/Tag)
präparierte Rehmanniawurzel	Rehmanniae Radix Praeparata	17424359	1,58
Kornelkirschenfrucht	Corni Fructus	17423650	0,91
Orient-Froschlöffel-Wurzelstock	Alismatis Rhizoma	17423207	0,48
Rinde der Strauchpäonienwurzel	Moutan Cortex	17424081	0,36
Cassiazimtzweig	Cinnamomi cassiae Ramulus	17423555	0,35
Yamswurzelknolle	Dioscoreae oppsitae Rhizoma	17423733	0,30
Kokospilzmyzel	Poria alba (cocos)	17424299	0,21
Präparierte Nebenwurzel der Eisen-hutwurzel	Aconiti lateralis Praep. Radix*	17423147	0,21

Verschreibungspflichtig

***Hinweis:** Aconiti lateralis Praep. Radix ist verschreibungspflichtig und darf nur in präparierter Form verordnet werden, da es sonst toxisch ist. Aconiti lateralis Praep. Radix kann vegetativ aktivierend und blutdrucksteigernd wirken. Längerfristige Einnahme und höhere Dosierungen sollten grundsätzlich erfahrenen Therapeuten der Phytomedizin vorbehalten werden. Alternativ können 0,3 g Cassia-Zimtrinde (Cinnamomi Cortex) statt Aconiti lateralis praep. Radix verordnet werden. Die Wirkung ist dann jedoch schwächer.

Einnahme

- Tagesdosis von 4,4 g in mindestens 300 ml heißem Wasser auflösen
- 2 Einnahmen/Tag nach den Mahlzeiten

Anwendungsdauer

- 2–8 Wochen
- bei längerer Einnahme sollte eine Kontrolle der Transaminasen nach 6–8 Wochen erfolgen

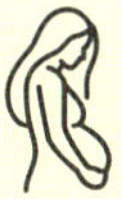

Verwendung während Schwangerschaft, Geburt oder Stillzeit

Die Sicherheit der Rezeptur bei schwangeren Frauen ist noch nicht erwiesen. Daher sollte sie bei schwangeren Frauen nur eingesetzt werden, wenn der zu erwartende therapeutische Nutzen die möglichen Risiken der Behandlung überwiegt.

Leitsymptome

- Frieren
- Antriebslosigkeit, Lustlosigkeit
- leichte Depression

Begleitsymptome

- Libidomangel
- Rücken- und Kniebeschwerden
- Hörminderung
- Schwindel
- Ohrensausen
- unerfüllter Kinderwunsch
- rezidivierende Frühaborte
- Harndrang mit hellem Urin

Nebenwirkungen

Aconit und Zimtzweige sind stark wärmende Bestandteile. Sollten vermehrt Hitzesymptome auftreten ist die Einnahme zu pausieren.

Kontraindikationen

- Trockenheit und Hitze
- Reizdarm

Einsatz bei älteren Menschen

Da ältere Patientinnen und Patienten oft eine verminderte physiologische Regulation haben, werden sorgfältige Überwachung und Maßnahmen wie die Reduzierung der Dosis empfohlen.

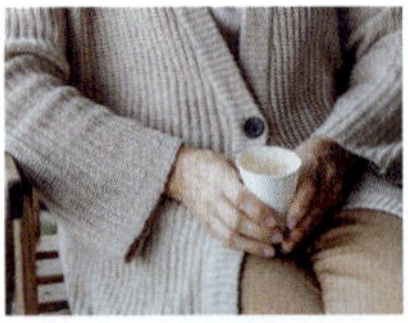

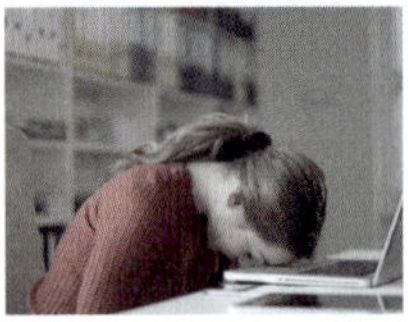

Indikationen

1. preklimakterische Beschwerden mit Kälte
2. rezidivierende Frühaborte
3. Schwindel
4. morgendliche Durchfälle
5. Erschöpfung ohne Wut

Wissenschaftliche Studien siehe Seite 112.

Gyn-6

Merkwort: Wochenbett

In den ersten Wochen nach einer Geburt erfolgen für die Frau die größten Veränderungen, da sich der Körper erholt und wiederherstellt. Die Gebärmutter bildet sich zurück, Verletzungen verheilen und der Hormonhaushalt normalisiert sich wieder. Die Rezeptur findet dabei sehr häufig Anwendung, um Anämie entgegen zu wirken. Aus westlicher Sicht wird die Rezeptur ebenfalls bei Anämie angewendet, was häufig nach Operationen oder Geburten der Fall ist.

In einer populationsbasierten Korrelationsstudie mit 24.200 Teilnehmern wurde, bei regelmäßiger Einnahme von Gyn-6 eine Reduzierung der körperlichen Schmerzen und eine Verbesserung der psychischen Gesundheit, sowie der allgemeinen Gesundheits- und Vitalitätswerte beobachtet.

Diese Beobachtungen werden durch Erkenntnisse über die einzelnen Bestandteile gefestigt. So zählt Astragali Radix zu einer der bedeutendsten Pflanzen der traditionellen asiatischen Medizin, die den Energielevel anhebt. Es wirkt nachweislich antioxidativ, bietet einen kardiovaskulären Schutz, hemmt Leberfibrose, stimuliert die Blutregeneration und besitzt schmerzlindernde Eigenschaften.

In ihrer Gesamtheit stabilisiert die Rezeptur das Herz-Kreislauf-System, verringert dadurch das Gefühl von Schwindel und trägt zur Regeneration nach einer Geburt bei.

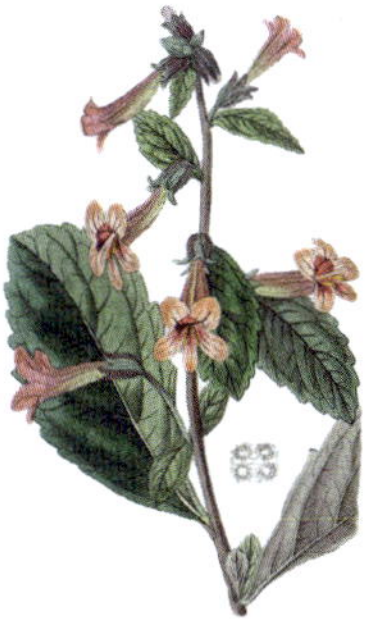

Rehmanniae

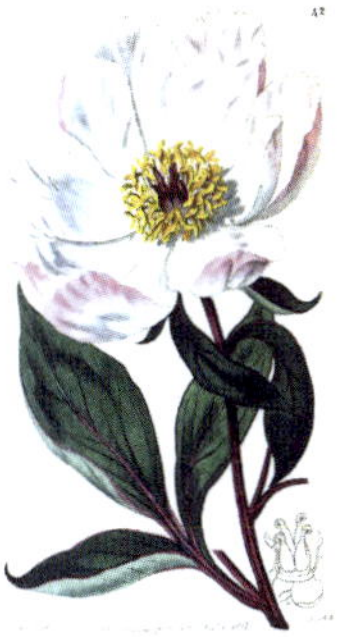

Paeoniae

Deutscher Name	Botanischer Name	PZN	Dosierung (g/Tag)
präparierte Rehmanniawurzel	Rehmanniae Radix Praeparata	17424359	1,58
Tragantwurzel	Astragali Radix	17423319	1,20
Chin. Engelwurzwurzel	Angelica sinensis Radix	17423271	0,91
Szechuanliebstöckelwurzelstock	Chuanxiong Rhizoma	17423532	0,49
Weiße Pfingstrosenwurzel	Paeoniae alba (Lactiflora) Radix	17424135	0,38

Einnahme

- Tagesdosis von 4,6 g in mindestens 300 ml heißem Wasser auflösen
- 2–3 Einnahmen/Tag

Anwendungsdauer

- mindestens 2 Wochen
- bei längerer Einnahme sollte eine Kontrolle der Transaminasen nach 6–8 Wochen erfolgen

Verwendung während Schwangerschaft, Geburt oder Stillzeit

Die Sicherheit der Rezeptur bei schwangeren Frauen ist noch nicht erwiesen. Daher sollte sie bei schwangeren Frauen nur eingesetzt werden, wenn der zu erwartende therapeutische Nutzen die möglichen Risiken der Behandlung überwiegt.

Leitsymptome

- Erschöpfung
- Blutverlust

Begleitsymptome

- verminderte Tränensekretion
- rasche Ermüdung
- schwerer Kopf, Schwindelgefühl
- Palpitationen
- Taubheitsgefühl
- Muskelzuckungen, Muskelkrämpfe

Nebenwirkungen

Es kann bei der Einnahme zu Hitzegefühlen, vermehrter Schweißbildung und Sodbrennen kommen.

Kontraindikationen

- starke Hitzewallungen
- starkes Sodbrennen
- Schweißausbrüche

Einsatz bei älteren Menschen

Da ältere Patientinnen und Patienten oft eine verminderte physiologische Regulation haben, werden sorgfältige Überwachung und Maßnahmen wie die Reduzierung der Dosis empfohlen.

Indikationen

1. Erschöpfung nach der Geburt
2. Anämie
3. Hypotonie
4. Schwindel
5. Menstruationsstörungen

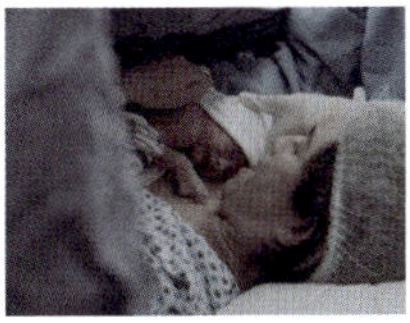

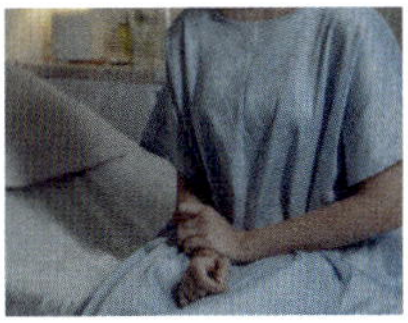

Wissenschaftliche Studien siehe Seite 113.

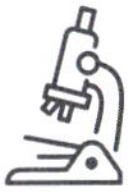

Gyn-7

Merkwort: Blutaufbau

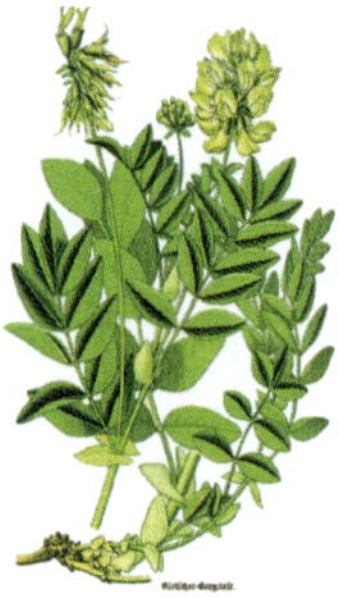

Astragali

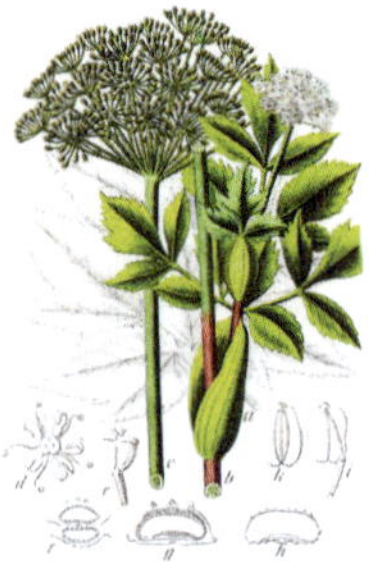

Angelica

Die Rezeptur ist mit ihren zwei Komponenten Astragali Radix und Angelica sinensis Radix sehr einfach gehalten und wird häufig zum Aufbau nach Blutverlust verordnet. Die Ursache des Blutverlustes ist hierbei nicht entscheidend. In der asiatischen Medizin wird sie z. B. nach einem Unfall genau so häufig verschrieben, wie nach einer Geburt mit erhöhtem Blutverlust. Aus Sicht der asiatischen Phytotherapie wird der Blutaufbau gefördert und das vegetative Nervensystem aktiviert.

In den Forschungsarbeiten hat sich gezeigt, dass die Rezeptur die Zellteilung von hämatopoetischen Stammzellen des Knochenmarks (CFU-S) und die Zellteilung und Differenzierung von hämatopoetischen Hauptzellen stimuliert, die Anzahl von weißen Blutkörperchen, Retikulozyten, Hämoglobin, und kernhaltigen Zellen im Knochenmark erhöht und Schäden durch schädliche Substanzen entgegenwirkt. Aus diesem Grund wird die Rezeptur so häufig bei der Behandlung von starkem Blutverlust und Kopfschmerzen bei Frauen, die durch die Menstruation oder durch eine Geburt verursacht werden, eingesetzt.

Des Weiteren weisen pharmakologische Studien darauf hin, dass diese klassische Rezeptur östrogene, erythropoetische und osteogene Eigenschaften besitzt und dadurch auch für die Behandlung bei Wechseljahrbeschwerden geeignet ist.

Im Vergleich zur *Wochenbett*-Rezeptur (Gyn 6) ist *Gyn-7* generalisierter und zur Selbstmedikation geeignet.

Deutscher Name	Botanischer Name	PZN	Dosierung (g/Tag)
Tragantwurzel	Astragali Radix	17423319	1,80
Chin. Engelwurzwurzel	Angelica sinensis Radix	17423271	0,91

Einnahme

- Tagesdosis von 2,7 g in mindestens 300 ml heißem Wasser auflösen
- 2 Einnahmen/Tag vor den Mahlzeiten

Anwendungsdauer

- mindestens 7 Tage
- bei längerer Einnahme sollte eine Kontrolle der Transaminasen nach 6–8 Wochen erfolgen

Verwendung während Schwangerschaft, Geburt oder Stillzeit

Die Sicherheit der Rezeptur bei schwangeren Frauen ist noch nicht erwiesen. Daher sollte sie bei schwangeren Frauen nur eingesetzt werden, wenn der zu erwartende therapeutische Nutzen die möglichen Risiken der Behandlung überwiegt.

Leitsymptome

- Blutverlust

Begleitsymptome

- Anämie
- Abgeschlagenheit
- Schwindel

Nebenwirkungen

Es kann bei der Einnahme zu Hitzegefühlen, vermehrter Schweißbildung und Sodbrennen kommen. In diesem Fall sollte die Dosierung um die Hälfte reduziert werden.

Kontraindikationen

- übermäßige Hitzewallungen
- Sodbrennen

Einsatz bei älteren Menschen

Da ältere Patientinnen und Patienten oft eine verminderte physiologische Regulation haben, werden sorgfältige Überwachung und Maßnahmen wie die Reduzierung der Dosis empfohlen.

Pädiatrische Verwendung

Studien, welche die Arzneimittelsicherheit bei Kindern belegen, liegen derzeit noch nicht vor.

Indikationen

1. Anämie
2. Abgeschlagenheit und Schwindel verursacht durch starken Blutverlust z. B. während der Menstruation, nach einer Geburt oder Operation

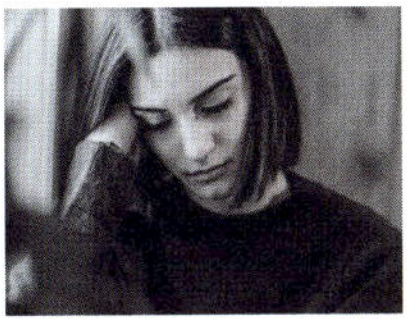

Wissenschaftliche Studien siehe Seite 113.

Phytotherapie zur Behandlung von Zuständen nach Infektionskrankheiten wie z. B. Post-COVID

Virusinfektionen können auch nach Abklingen von Symptomen des Nasen-Rachenraumes, der Lunge oder des Magen-Darm-Traktes zu lang anhaltendender hartnäckiger Erschöpfung und Müdigkeit führen. Dieses Phänomen ist z. B. nach dem Pfeiffer-Drüsenfieber durch das Epstein-Barr-Virus oder auch nach der echten Virusgrippe durch das Influenza-Virus bekannt. Zunehmend häufig wird diese nach COVID-19-Erkrankungen beobachtet. Zu den häufigsten Beschwerden einer Long-COVID-Erkrankung zählen Müdigkeit, Erschöpfung und eingeschränkte physische und psychische Belastbarkeit (Fatigue), Konzentrations- und Gedächtnisprobleme und Schlafstörungen. Auch depressive Symptome und Ängstlichkeit werden häufig berichtet. Typisch ist, dass kein Korrelat in der westlichen Labordiagnostik gefunden wird. Finden sich keine nachweisbaren Mangelerscheinungen, Entzündungszeichen oder Organbeeinträchtigungen, fehlen in der klassischen Medizin die Behandlungskonzepte. Dies hat zur Folge, dass die Betroffenen häufig kein Verständnis für ihre Erkrankung bei Behandlern und in ihrem Umfeld finden.
Die Phytomedizin bietet hier Behandlungsansätze, um diese Patienten wirksam versorgen zu können. Die nachfolgenden Rezepturen sind alle bei Erschöpfung indiziert und je nach Begleitsymptomen zu wählen.

Diagnose	Differentialdiagnostik	Rezeptur
Post-Infekt	Erschöpfung, Abgeschlagenheit, evtl. geringfügige Kurzatmigkeit	IN-1 *Infektnachsorge mit Schwäche*
	Erschöpfung, noch weiter verquollen oder verschleimt	IN-2 *Erschöpfung mit Schleim*
	verschleppte virale Erkrankungen, Kurzatmigkeit, ggf. persistierender Husten	IN-3 *Infektnachsorge mit Husten*
	Erschöpfung mit chronischen bronchialen Beschwerden, Neigung zu Infekten der oberen Atemwege	IN-4 *Infektnachsorge mit Schwäche und häufigen Infekten*
	rasche Ermüdung, Vitalverlust, Atonie, Verdauungsstörungen	IN-5 *Infektnachsorge mit ausgeprägter Schwäche*

IN-1

Merkwort: Infektnachsorge mit Schwäche

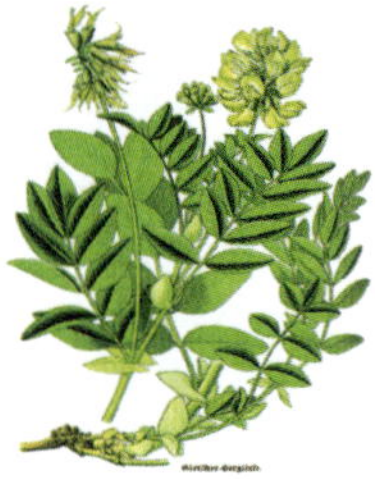

Astragali

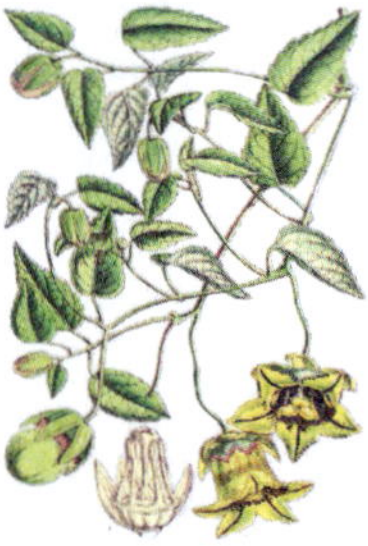

Codonopsis

Im Gegensatz zur klassischen Medizin gibt es in der chinesischen Arzneitherapie Wirkstoffe, die den Energielevel (Qi) wieder anheben und damit die Gesundung der Patienten vorantreiben können.

Wenn keine anderen Restsymptome, z. B. der Lunge vorhanden sind, Organerkrankungen ausgeschlossen sind und o. g. Erschöpfungssymptome im Vordergrund stehen, reicht die hoch dosierte Verabreichung von zwei den Energielevel anhebende Arzneien aus, um eine Genesung einzuleiten.

Deutscher Name	Botanischer Name	PZN	Dosierung (g/Tag)
Tragantwurzel	Astragali Radix	17423319	3,81
Glockenwindenwurzel	Codonopsis Radix	17423621	2,02

Einnahme

- Tagesdosis von 5,8 g in mindestens 300 ml heißem Wasser auflösen
- 2 Einnahmen/Tag nach den Mahlzeiten

Anwendungsdauer

- 2–4 Wochen
- bei längerer Einnahme sollte eine Kontrolle der Transaminasen nach 6–8 Wochen erfolgen

Verwendung während Schwangerschaft, Geburt oder Stillzeit

Die Sicherheit der Rezeptur bei schwangeren Frauen ist noch nicht erwiesen. Daher sollte sie bei schwangeren Frauen nur eingesetzt werden, wenn der zu erwartende therapeutische Nutzen die möglichen Risiken der Behandlung überwiegt.

Leitsymptome

- erschöpft
- schlapp
- evtl. geringfügige Kurzatmigkeit

Begleitsymptome

- Appetitverlust
- Antriebslosigkeit

Nebenwirkungen

- Übelkeit
- Durchfall
- Nervosität

Kontraindikationen

Astragali Radix sollte von immunsupprimierten Menschen und bei vielen Autoimmunerkrankungen nur nach sorgfältiger Abwägung eingenommen werden.

Einsatz bei älteren Menschen

Da ältere Patientinnen und Patienten oft eine verminderte physiologische Regulation haben, werden sorgfältige Überwachung und Maßnahmen wie die Reduzierung der Dosis empfohlen.

Pädiatrische Verwendung

Studien, welche die Arzneimittelsicherheit bei Kindern belegen, liegen derzeit noch nicht vor.

Indikationen

1. Post-COVID mit Müdigkeit und rascher Erschöpfung

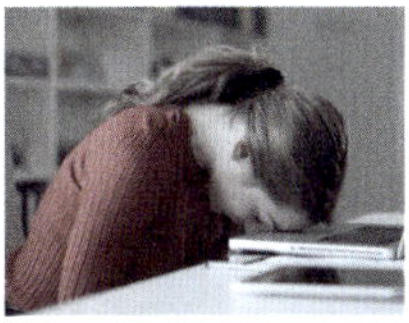

Wissenschaftliche Studien siehe Seite 113.

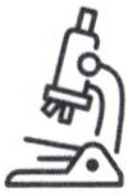

IN-2

Merkwort: Erschöpfung mit Schleim

Diese Arzneimischung enthält die vier wichtigsten Arzneien zur Wiederherstellung der „Mittleren Funktion“ (Codonopsis Radix, Atractylodis macro. Rhiz., Poria alba (cocos), Glycyrrhizae Radix et Rhiz., das sogenannte „Dekokt der vier Edelen“) und gehört zu den am häufigsten verordneten Grundmischungen in der Chinesischen Medizin. Es werden insbesondere die Funktionen von Milz und Magen (Chinesisch „die Mitte“) sowie der Lunge gestützt und der Energielevel (Qi) angehoben. Der Mensch kann wieder in eine gesunde „Grundfunktion“ zurückkehren, die z. B. durch einen Infekt aus dem Ruder geraten ist. Außerdem wirkt die Arzneimischung IN-2 einer Erschöpfung entgegen.

Diese Mischung, bekannt als „Dekokt der sechs Edlen“, wird durch die Zugabe der Arzneien Citri Reticulatae Pericarpium und Pinelliae Rhiz. verstärkt. Sie unterstützt den Körper dabei, Verschleimungen und Gewebsschwellungen in den Schleimhäuten und den Bronchien zu reduzieren und auszuscheiden.

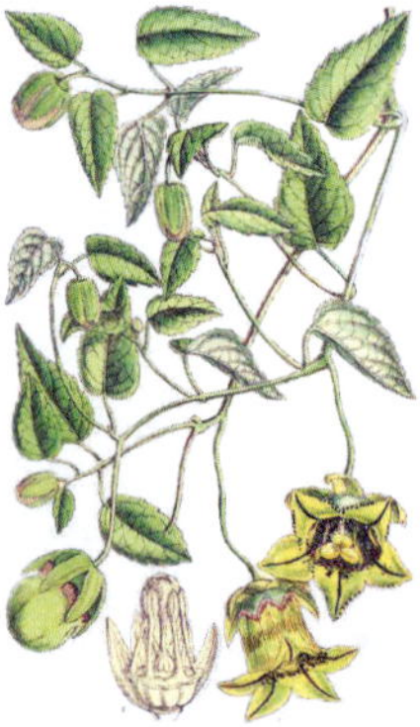

Codonopsis

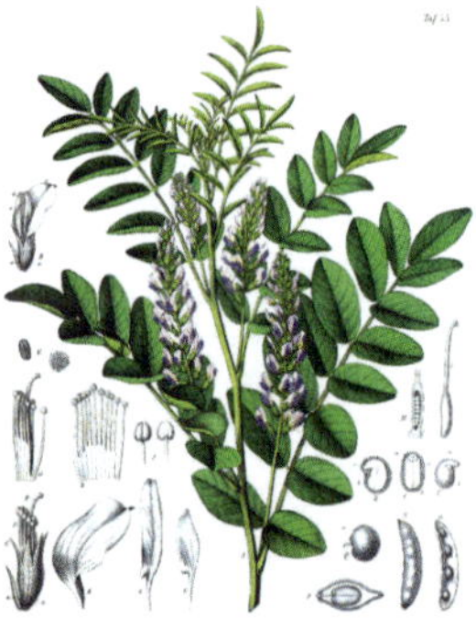

Glycyrrhizae

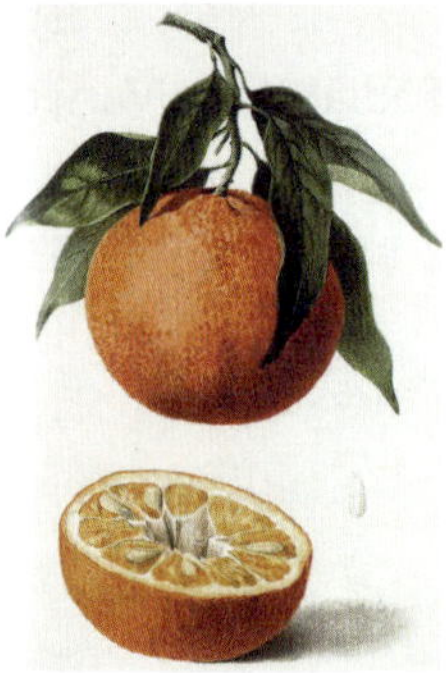

Citri

Deutscher Name	Botanischer Name	PZN	Dosierung (g/Tag)
Glockenwindenwurzel	Codonopsis Radix	17423621	2,31
Großköpfiges Speichelkrautwurzelstock	Atractylodis macrocephalae Rhizoma	17423325	1,74
Mittsommerknolle	Pinelliae Rhizoma	17424218	0,57
Mandarinenschale	Citri reticulatae Pericarpium	17423578	0,48
Kokospilzmyzel	Poria alba (cocos)	17424299	0,40
Süßholzwurzel	Glycyrrhizae Radix et Rhizoma	17423897	0,33

Einnahme

- Tagesdosis von 5,8 g in mindestens 300 ml Wasser auflösen
- 2 Einnahmen/Tag nach den Mahlzeiten

Anwendungsdauer

- 2–4 Wochen
- bei längerer Einnahme sollte ein Arzt konsultiert werden
- bei längerer Einnahme sollte eine Kontrolle der Transaminasen nach 6–8 Wochen erfolgen

Verwendung während Schwangerschaft, Geburt oder Stillzeit

Die Sicherheit der Rezeptur bei schwangeren Frauen ist noch nicht erwiesen und sie sollte in diesem Fall nicht eingenommen werden. Während der Stillzeit ist eine ärztliche Rücksprache empfohlen.

Leitsymptome

- Erschöpfung
- angeschwollenes Gesicht
- verschleimt

Begleitsymptome

- Appetitverlust
- Übelkeit oder Erbrechen
- Engegefühl in Thorax und Epigastrium
- weiche Stühle
- Husten mit viel dünnflüssigem und weißem Sputum

Nebenwirkungen

- Dünner Stuhl (Initialphase)
- Übelkeit

Kontraindikationen

Langfristige Einnahme kann zu Wasser- und Natriumretention, sowie Kaliumstörungen führen.

Einsatz bei älteren Menschen

Da ältere Patientinnen und Patienten oft eine verminderte physiologische Regulation haben, werden sorgfältige Überwachung und Maßnahmen wie die Reduzierung der Dosis empfohlen.

Pädiatrische Verwendung

Studien, welche die Arzneimittelsicherheit bei Kindern belegen, liegen derzeit noch nicht vor.

Indikationen

1. Fatigue
2. Müdigkeit
3. Erschöpfung
4. Entzündungen der oberen Atemwege

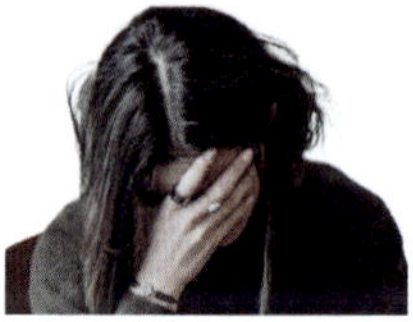

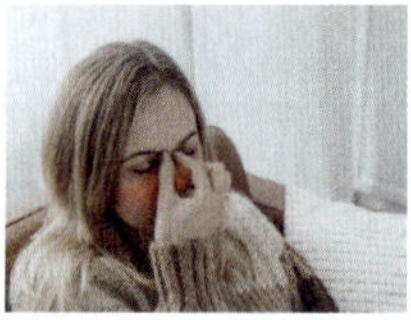

Wissenschaftliche Studien siehe Seite 108.

IN-3

Merkwort: Infektnachsorge

Die verschleppte Erkältung, eine durchlaufene Pneumonie oder auch Long-Covid können bekanntlich zu wochenlangen Einschränkungen führen. Typisch sind Kurzatmigkeit, schnelle Erschöpfung oder auch andauernder Husten. Die *Infektnachsorge* Rezeptur kann hier zur schnelleren Regeneration beitragen und wird von der Chinesischen Gesundheitskommission zur Behandlung von Covid-19 Residuen empfohlen. Die Grundlage dieser Arzneimischung ist die klassische TCM-Formel „Rezeptur der sechs Edlen". Diese enthält ursprünglich Codonopsis Radix, Atractylodis macrocephalae Rhizoma, Poria alba, Glycyrrhizae Radix, Pinelliae Rhizoma und Citri reticulatae Pericarpium.

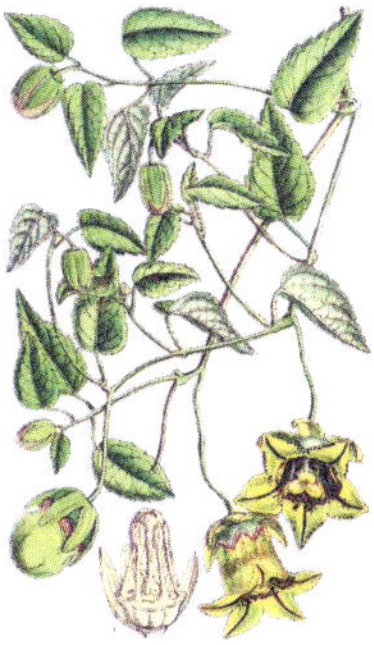

Codonopsis

Die Kombination ist eine Basisrezeptur um das vegetative Nervensystem zu aktivieren, Verschleimungen zu lösen und das Immunsystem zu stärken. In der Coronanachsorge wird die aktivierende Wirkung durch Kombination von Codonopsis Radix und Astragali Radix verstärkt, um der Schwäche nach durchlaufener Infektion entgegen zu wirken. Hinzugefügt werden Amomi Fructus und Atractylodis Rhizoma bzw. Magnoliae Cortex. Alle gehören zur Gruppe der aromatischen, Feuchtigkeit ausscheidenden Arzneien, denen in der Behandlung von Covid-19 eine wichtige Rolle zugeschrieben wird, um den Körper von Verschleimungen zu befreien. Dabei wird alternativ Atractylodis eingesetzt, wenn die Schwäche der Bauchorgane im Vordergrund steht (IN-3) und Magnoliae, wenn sich die Schwäche in der Lunge mit persistierendem Husten prominent zeigt (IN-3.1).

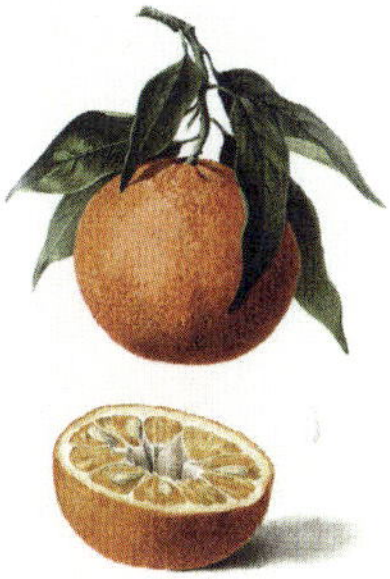

Citri

Deutscher Name	Botanischer Name	PZN	Dosierung (g/Tag)
Tragantwurzel	Astragali Radix	17423319	1,53
Glockenwindenwurzel	Codonopsis Radix	17423621	1,44
Großköpfiges Speichelkrautwurzelstock	Atractylodis macrocephalae Rhizoma	17423325	0,87
Speichelkrautwurzelstock	Atractylodis Rhizoma	17423331	0,57
Mittsommerknolle	Pinelliae Rhizoma	17424218	0,57
Mandarinenschale	Citri reticulatae Pericarpium	17423578	0,47
Amomum-Sharen-Früchte	Amomi Fructus	17423213	0,44
Kokospilzmyzel	Poria alba (cocos)	17424299	0,33
Süßholzwurzel	Glycyrrhizae Radix et Rhizoma	17423897	0,32

Einnahme

- Tagesdosis von 6,5 g in mindestens 300 ml Wasser auflösen
- 2 Einnahmen/Tag nach den Mahlzeiten

Anwendungsdauer

- 2 Wochen
- bei längerer Einnahme sollte eine Kontrolle der Transaminasen nach 6–8 Wochen erfolgen

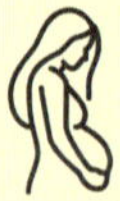

Verwendung während Schwangerschaft, Geburt oder Stillzeit

Die Sicherheit der Rezeptur bei schwangeren Frauen ist noch nicht erwiesen. Daher sollte sie bei schwangeren Frauen nur eingesetzt werden, wenn der zu erwartende therapeutische Nutzen die möglichen Risiken der Behandlung überwiegt.

Leitsymptome

- Kurzatmigkeit, Schwäche, Erschöpfung
- Lungenschwäche mit persistierendem Husten

Begleitsymptome

- Appetitlosigkeit, Aufstoßen
- Übelkeit, Völlegefühl
- Blähungen und breiiger Stuhl
- Husten

Nebenwirkungen und Kontraindikationen

- Myokarditis
- langfristiger Gebrauch kann zu Wasser- und Natriumretention, Kaliumstörungen, Ödemen und Bluthochdruck führen

Einsatz bei älteren Menschen

Da ältere Patientinnen und Patienten oft eine verminderte physiologische Regulation haben, werden sorgfältige Überwachung und Maßnahmen wie die Reduzierung der Dosis empfohlen.

Indikationen

1. Long-Covid
2. (verschleppte) virale Erkrankung der Atemwege

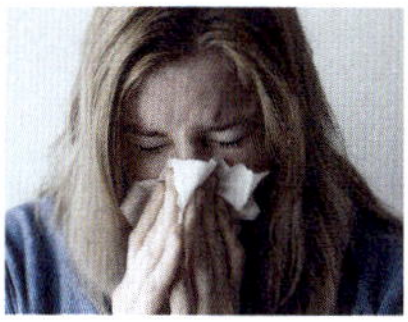

Pädiatrische Verwendung

Studien, welche die Arzneimittelsicherheit bei Kindern belegen, liegen derzeit noch nicht vor.

Wissenschaftliche Studien siehe Seite 83.

Modifikation der Rezeptur:

Bei Lungenschwäche mit persistierendem Husten wird Atractylodis Rhizoma gegen Magnoliae Officinalis Cortex ausgetauscht (IN-3.1):

Deutscher Name	Botanischer Name	PZN	Dosierung (g/Tag)
Speichelkrautwurzelstock	– Atractylodis Rhizoma	17423331	0,57
Magnolienrinde	+ Magnoliae Officinalis Cortex	17424023	0,33

IN-4

Merkwort: Infektnachsorge mit Schwäche und häufigen Infekten

Manche Patienten haben mit ständig wiederkehrenden Infekten zu tun: kaum ist eine Akutphase beendet und der Körper noch geschwächt, da kündigt sich bereits die nächste Infektion an. Für diese Patientengruppe ist die Infekt-Nachsorge 4 Rezeptur gedacht. Hier wird die IN-2 Rezeptur mit dem Infektschutzschild (HNO-3) kombiniert. Zusätzlich enthält die Rezeptur die Lunge befeuchtende und hustenstillende Bestandteile wie Armeniacae Amarum Semen und Fritillariae Thunbergii Bulbus.

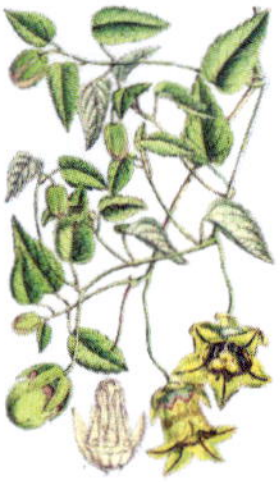

Codonopsis

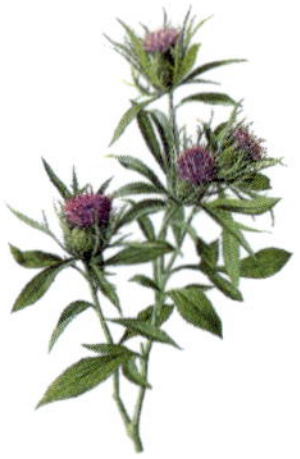

Atractylodis

Deutscher Name	Botanischer Name	PZN	Dosierung (g/Tag)
Glockenwindenwurzel	Codonopsis Radix	17423621	2,30
Tragantwurzel	Astragali Radix	17423319	1,92
Großköpfiges Speichelkrautwurzel-stock	Atractylodis macrocephalae Rhizoma	17423325	1,45
Schachblumenzwiebel	Fritillariae Thunbergii Bulbus	17423839	0,76
Mittsommerknolle	Pinelliae Rhizoma	17424218	0,57
Mandarinenschale	Citri reticulatae Pericarpium	17423578	0,48
Kokospilzmyzel	Poria alba (cocos)	17424299	0,40
Ledebouriellawurzel	Saposhnikoviae Radix	17424402	0,37
Süßholzwurzel	Glycyrrhizae Radix et Rhizoma	17423897	0,32
Aprikosenkerne	Armeniacae Amarum Semen	17423294	0,27

Einnahme

- Tagesdosis von 8,8 g in mindestens 300 ml Wasser auflösen
- 2 Einnahmen/Tag nach den Mahlzeiten

Anwendungsdauer

- 2–4 Wochen
- bei längerer Einnahme sollte eine Kontrolle der Transaminasen nach 6–8 Wochen erfolgen

Verwendung während Schwangerschaft, Geburt oder Stillzeit

Die Sicherheit der Rezeptur bei schwangeren Frauen ist noch nicht erwiesen und sie sollte in diesem Fall nicht eingenommen werden. Während der Stillzeit ist eine ärztliche Rücksprache empfohlen.

Leitsymptome

- Erschöpfung
- chronische Bronchitis Beschwerden
- hohe Neigung zu neuen Infektionen der oberen Atemwege

Begleitsymptome

- Appetitverlust
- Übelkeit oder Erbrechen
- Kurzatmigkeit
- weiche Stühle
- Husten mit Sputum

Nebenwirkungen

- dünner Stuhl (Initialphase)

Kontraindikationen

Langfristige Einnahme kann zu Wasser- und Natriumretention, sowie Kaliumstörungen führen.

Astragali Radix sollte von immunsupprimierten Menschen und bei vielen Autoimmunerkrankungen nur nach sorgfältiger Abwägung eingenommen werden.

Einsatz bei älteren Menschen

Da ältere Patientinnen und Patienten oft eine verminderte physiologische Regulation haben, werden sorgfältige Überwachung und Maßnahmen wie die Reduzierung der Dosis empfohlen.

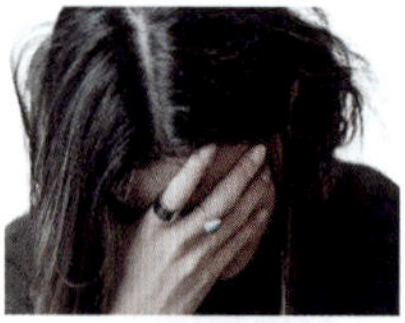

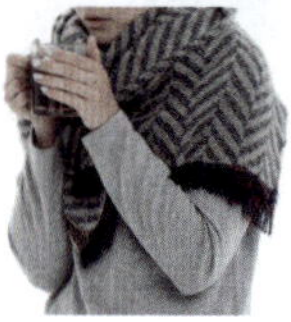

Indikationen

1. Fatigue
2. Müdigkeit
3. Rasche geistige und körperliche Erschöpfung
4. Chronische Entzündung der oberen Atemwege

Pädiatrische Verwendung

Studien, welche die Arzneimittelsicherheit bei Kindern belegen, liegen derzeit noch nicht vor.

Wissenschaftliche Studien siehe Seite 114.

IN-5

Merkwort: Infektnachsorge mit ausgeprägter Schwäche

Diese umfassende Rezeptur zielt darauf ab, den Energielevel durch Unterstützung von Milz und Magen zu verbessern und gleichzeitig Gewebeschlaffungen entgegenzuwirken.

Diese Arzneimischung wird bei Schwäche nach ausgedehnten Krankheitsphasen oder Erkältungen angewendet, insbesondere bei stark geschwächten Patienten, die sich nicht vollständig erholen können. Sie findet auch Anwendung bei chronischer Bronchitis nach Infektionen. Zusätzlich stärkt sie aktiv das Bindegewebe und hilft bei Problemen wie Darm- oder Gebärmuttersenkungen sowie bei Harninkontinenz aufgrund von Schwäche. Die Rezeptur wird ebenfalls bei Erschöpfungszuständen nach anstrengenden und langwierigen Geburten verwendet.

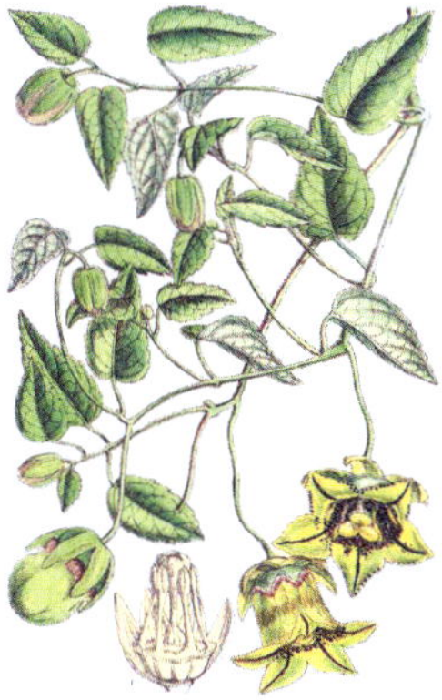

Codonopsis

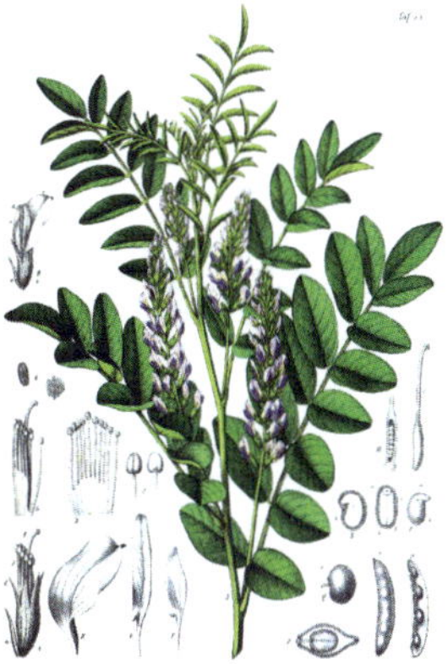

Glycyrrhizae

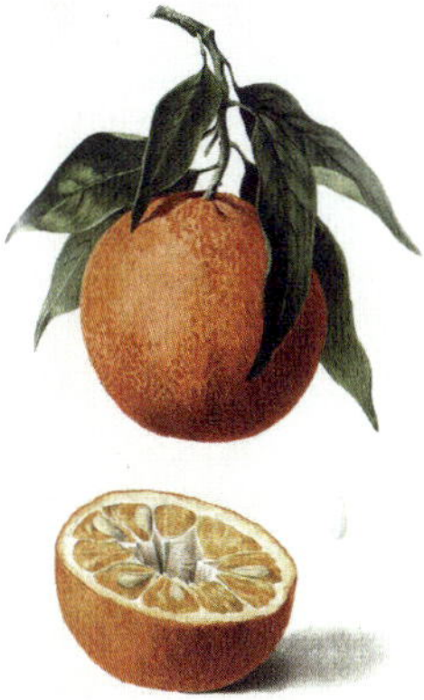

Citri

Deutscher Name	Botanischer Name	PZN	Dosierung (g/Tag)
Glockenwindenwurzel	Codonopsis Radix	17423621	1,82
Tragantwurzel	Astragali Radix	17423319	1,60
Großköpfiges Speichelkrautwurzelstock	Atractylodis macrocephalae Rhizoma	17423325	1,21
Chin. Engelwurzwurzel	Angelica sinensis Radix	17423271	0,91
Chin. Dattelfrucht	Jujubae Fructus	17423934	0,53
Mandarinenschale	Citri reticulatae Pericarpium	17423578	0,33
in Honig geröstete Süßholzwurzel	Glycyrrhizae Radix Tosta	17423905	0,30
Chin. Hasenohrwurzel	Bupleuri Radix	17423420	0,23
getrockneter Ingwerwurzelstock	Zingiberis Rhizoma	17424603	0,23
Schlangenwurzel	Cimicifugae Rhizoma	17423549	0,21

Anwendungsdauer

- 2–4 Wochen
- bei längerer Einnahme sollte eine Kontrolle der Transaminasen nach 6–8 Wochen erfolgen

Einnahme

- Tagesdosis von 7,37 g in mindestens 300 ml Wasser auflösen
- 2 Einnahmen/Tag nach den Mahlzeiten

Verwendung während Schwangerschaft, Geburt oder Stillzeit

Die Sicherheit der Rezeptur bei schwangeren Frauen ist noch nicht erwiesen und sie sollte in diesem Fall nicht eingenommen werden. Während der Stillzeit ist eine ärztliche Rücksprache empfohlen.

Leitsymptome

- Vitalverlust
- rasche körperliche und geistige Ermüdung
- Verdauungsstörungen
- Appetitlosigkeit
- Atonie

Begleitsymptome

- spontanes Schwitzen
- Atemnot bei leichter Anstrengung
- Neigung zu Diarrhö
- Prolaps
- Magen-Darm-Atonie
- Depressionsneigung

Nebenwirkungen

- Diarrhö
- Meteorismus
- Nervosität und Unruhe

Kontraindikationen

Langfristige Einnahme kann zu Wasser- und Natriumretention, sowie Kaliumstörungen führen.

Astragali Radix sollte von immunsupprimierten Menschen und bei vielen Autoimmunerkrankungen nur nach sorgfältiger Abwägung eingenommen werden.

Einsatz bei älteren Menschen

Da ältere Patientinnen und Patienten oft eine verminderte physiologische Regulation haben, werden sorgfältige Überwachung und Maßnahmen wie die Reduzierung der Dosis empfohlen.

Indikationen

1. Fatigue
2. Müdigkeit
3. Erschöpfung
4. Magen-Darm-Schwäche
5. Verdauungsinsuffizienz

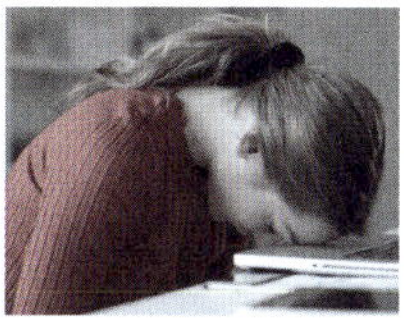

Pädiatrische Verwendung

Studien, welche die Arzneimittelsicherheit bei Kindern belegen, liegen derzeit noch nicht vor.

Hinweis

IN-5 kann auch adjuvant zur Chemotherapie angewandt werden.

Wissenschaftliche Studien siehe Seite 115.

FAQs

Wir haben Ihnen mit unseren FAQs eine Auswahl an allgemeinen Fragen zu den Rezepturen des HanseMerkur Zentrum für TCM am UKE (lehre@tcm-am-uke.de) zusammengestellt.

Wann sollte das Rezepturarzneimittel eingenommen werden?

→ Die Einnahme des Rezepturarzneimittels sollte generell nach den Mahlzeiten erfolgen.

Was sollte bei vergessener Einnahme des Rezepturarzneimittels getan werden?

→ Bei Vergessen der Einnahme setzen Sie diese zum nächsten vorgeschriebenen Zeitpunkt mit der normalen Menge fort.

Können Nebenwirkungen auftreten?

→ Gegenüber synthetischen Pharmaka ist die Wahrscheinlichkeit des Auftretens von Nebenwirkungen als minimal einzustufen. Deshalb liegt eine hohe Arzneimittelsicherheit vor. Dennoch treten gelegentlich Nebenwirkungen wie z. B. Magen-Darm-Reaktionen oder Hautreaktionen auf.

Können mehrere Rezepturarzneimittel gleichzeitig eingenommen werden?

→ Mehrere Rezepturarzneimittel dieses Buches sollten nicht ohne ärztliche Aufsicht gleichzeitig eingenommen werden. Längerfristig einzunehmende Rezepturarzneimittel können jedoch für den Zeitraum der Einnahme eines Rezepturarzneimittels, welches für eine akute Erkrankung indiziert ist, ausgesetzt werden.

Muss ein Abstand zu anderen Medikamenten eingehalten werden?

→ Um Wechselwirkungen zu vermeiden empfiehlt sich ein Abstand von 90 Minuten zu anderen Arzneimitteln.

Das Rezepturarzneimittel wird als Arzneitee eingenommen. Darf dieser mit Zucker oder Saft gemischt werden?

→ Klassischerweise werden die Arzneimischungen ungesüßt eingenommen. Wenn die Einnahme z. B. als zu bitter oder zu sauer empfunden wird, kann diesem durch einen Tropfen Honig oder Ahornsirup entgegengewirkt werden.

Auf der Oberfläche des Arzneitees hat sich ein weißer Schaum gebildet. Darf der Tee trotzdem noch getrunken werden?

→ Durch das Umrühren des Arzneitees kann es zu Verwirbelungen und einer Schaumbildung kommen. Dieser Schaum ist bedenkenlos verzehrbar und stellt keinen Qualitätsmangel dar.

Sind die Rezepturarzneimittel homöopathisch?

→ Nein. Die Rezepturarzneimittel bestehen aus Pflanzenextrakten die einen hohen Wirkstoffgehalt aufweisen. Die Dosierung ist so festgelegt, dass sie sicher in der Selbstmedikation angewendet werden kann. Unerwünschte Folgen aufgrund einer Überdosierung sind somit unwahrscheinlich.

Wie sollte das Rezepturarzneimittel gelagert werden?

→ Das Rezepturarzneimittel ist trocken, dicht verschlossen und vor Feuchtigkeit geschützt zu lagern.

Sind die Rezepturarzneimittel für Diabetiker geeignet?

→ Die Tagesmenge des Rezepturarzneimittels liegt deutlich unterhalb einer Broteinheit.

Schreiben Sie uns Ihre weiteren Fragen bitte an kontakt@stadelmann-verlag.de. Wir arbeiten stetig an einer Aktualisierung und ergänzen ihre Fragen auf www.stadelmann-verlag.de

Verschreibungsweg

Die in diesem Buch dargestellten Rezepturarzneimittel können ganz bequem in ausgewählten Apotheken bestellt werden – entweder im Online-Shop, telefonisch, per Email oder via Fax.

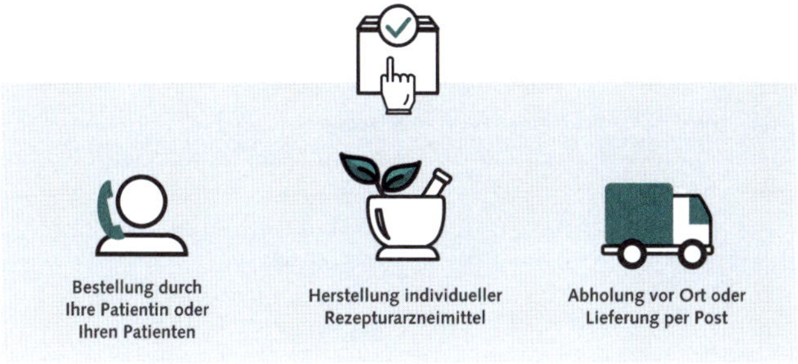

Nachdem Sie oder Ihre Patientin oder Ihr Patient die Bestellung der Apotheke aufgegeben haben, wird das individuelle Rezepturarzneimittel hergestellt und kann in der Apotheke vor Ort abgeholt werden oder es wird per Post direkt an die angegebene Lieferadresse verschickt.

Nutzen Sie bei der Verschreibung gerne das Grüne Rezept. Dieses ist auf Anfrage bei Ihrer Apotheke erhältlich.

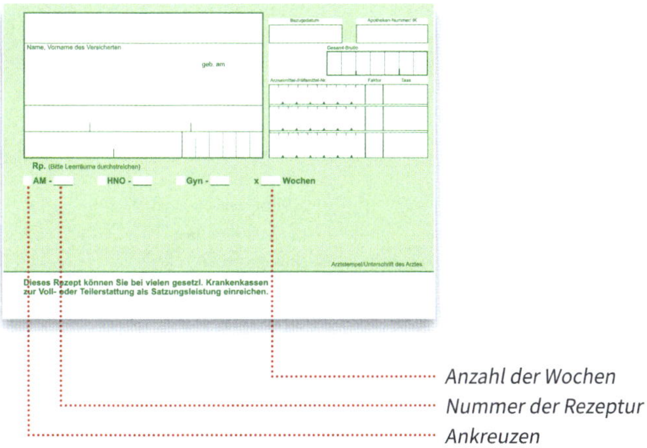

Indikationsübersicht

Allergie (Pollen) HNO-3
Anämie AM-12 GYN-6 GYN-7
Arthritis/ Arthritis (rheumatisch) AM-4
Atemwegserkrankungen HNO-3
Bauchschmerzen AM-9
Bindungsstörungen (postpartal) AM-12
Bluthochdruck AM-11
Blutverlust (postpartal) GYN-7
Brennen im Anus AM-9
Colitis Ulcerosa AM-9
Covid-19 HNO-4
COPD HNO-4
Depressionen (leicht) AM-11
Diarrhö (akut) AM-10
Diarrhö (morgendlich) GYN-5
Dysmenorrhö GYN-1 GYN-2
Dyspepsie AM-8
Endometriose GYN-2 GYN-3
Endometritis GYN-2 GYN-3
Erkältung HNO-4
Erschöpfung AM-1 AM-3 AM-5 AM-12 GYN-3 GYN-5 IN-1-5
Erschöpfung (postpartal) GYN-6
Fatigue AM-1 AM-5 IN-2 IN-4-5
Frühaborte (rezidivierend) GYN-5
Gastritis (akut/chronisch) AM-8
Gelenkschmerzen AM-4
Harndrang GYN-4
Harnsteinleiden AM-7
Harnwegsinfekt (akut/chronisch) AM-7
Herzklopfen AM-6
Hypotonie GYN-6
Influenza HNO-4
Kinderwunsch GYN-3
Knieschmerzen AM-4
Kopfschmerzen (rezidivierend) GYN-3
Kurzatmigkeit AM-3
Long-Covid AM-3 IN-3
Lungenschwäche AM-3 IN-2
Menometrorrhagie AM-12
Menopausensyndrom GYN-3
Menstruationsstörungen GYN-2 GYN-3 GYN-6
Morbus Crohn AM-9
Muskelkrämpfe (nächtlich) AM-2
Muskelkrämpfe GYN-1
Myometritis GYN-2
Nephrose AM-7
Nervosität GYN-3
Osteoarthritis (endogen) AM-4
Panikattacken AM-6
Periklimakterische Beschwerden GYN-5
Polypen HNO-2
Prämenstruelles Syndrom GYN-3
Prostatahypertrophie AM-7
Prüfungsangst AM-12
Reizdarm AM-8
Restless-Legs-Syndrom AM-2
Rhinitis (akut/chronisch) HNO-2
Rhinitis (allergisch) HNO-1
Rückbildung (postpartal verzögert) GYN-2
Rückenschmerzen (unterer Rücken) AM-2
Schlaflosigkeit AM-6
Schlafstörungen GYN-3
Schlafstörungen (postpartal) AM-12
Schulter-Nacken-Verspannungen GYN-3
Schwäche AM-3
Schwindel GYN-5
Sinusitis (akut/chronisch) HNO-2
Sinusitis (allergisch) HNO-1
Sodbrennen AM-8
Spasmen AM-2
Stresssymptome AM-11
Stuhldrang AM-9
Unruhe AM-6 GYN-3
Unterleibsschmerzen GYN-3 GYN-2
Urämie AM-7
Verdauungsbeschwerden AM-8
Virale Erkrankungen der oberen Atemwege HNO-4 IN-3
Wassersucht AM-7
Wechseljahrbeschwerden GYN-4

Forschungsarbeiten

AM-1 – Stresslöser

Li J, Mu Z, Xie J, Ma T, Zhang Y, Qi X, Teng J. Effectiveness and safety of Chinese herbal medicine Xiaoyao san for the treatment of insomnia: Protocol for a systematic review and meta-analysis. Medicine (Baltimore). 2019 Jul;98(29):e16481. doi: 10.1097/MD.0000000000016481. PMID: 31335711; PMCID: PMC6709068.

Li Y, Xu BY, Xiao F. [Effect of modified xiaoyao powder for improving sleep in patients with psychological stress insomnia]. Zhongguo Zhong Xi Yi Jie He Za Zhi. 2009 Mar;29(3):208-11. Chinese. PMID: 19548434.

Yuan N, Gong L, Tang K, He L, Hao W, Li X, Ma Q, Chen J. An Integrated Pharmacology-Based Analysis for Antidepressant Mechanism of Chinese Herbal Formula Xiao-Yao-San. Front Pharmacol. 2020 Mar 18;11:284. doi: 10.3389/fphar.2020.00284. PMID: 32256358; PMCID: PMC7094752.

Zhang Y, Han M, Liu Z, Wang J, He Q, Liu J. Chinese herbal formula xiao yao san for treatment of depression: a systematic review of randomized controlled trials. Evid Based Complement Alternat Med. 2012;2012:931636. doi: 10.1155/2012/931636. Epub 2011 Aug 22. PMID: 21869903; PMCID: PMC3159992.

AM-2 – Krampflöser

Chen Y, Huang W, Liu L, Tumilty S, Liu D, You Y, Zheng C, Baxter GD. Effectiveness and safety of traditional Chinese medicine Shaoyao Gancao Tang for the treatment of restless leg syndrome: A protocol for systematic review and meta-analysis. Medicine (Baltimore). 2020 Oct 2;99(40):e22401. doi: 10.1097/MD.0000000000022401. PMID: 33019415; PMCID: PMC7535552.

Hinoshita F, Ogura Y, Suzuki Y, Hara S, Yamada A, Tanaka N, Yamashita A, Marumo F. Effect of orally administered shao-yao-gan-cao-tang (Shakuyaku-kanzo-to) on muscle cramps in maintenance hemodialysis patients: a preliminary study. Am J Chin Med. 2003;31(3):445-53. doi: 10.1142/S0192415X03001144. PMID: 12943175.

Hyodo T, Taira T, Takemura T, Yamamoto S, Tsuchida M, Yoshida K, Uchida T, Sakai T, Hidai H, Baba S. Immediate effect of Shakuyaku-kanzo-to on muscle cramp in hemodialysis patients. Nephron Clin Pract. 2006;104(1):c28-32. doi: 10.1159/000093256. Epub 2006 May 9. PMID: 16685141.

Lee HS, Lee IH, Kang K, Park SI, Kwon TW, Lee DY. An Investigation of the Molecular Mechanisms Underlying the Analgesic Effect of Jakyak-Gamcho Decoction: A Network Pharmacology Study. Evid Based Complement Alternat Med. 2020 Dec 1;2020:6628641. doi: 10.1155/2020/6628641. PMID: 33343676; PMCID: PMC7732394.

Lee KK, Omiya Y, Yuzurihara M, Kase Y, Kobayashi H. Antispasmodic effect of shakuyakukanzoto extract on experimental muscle cramps in vivo: role of the active constituents of Glycyrrhiza radix. J Ethnopharmacol. 2013 Jan 9;145(1):286-93. doi: 10.1016/j.jep.2012.11.005. Epub 2012 Nov 17. Erratum in: J Ethnopharmacol. 2013 Mar 7;146(1):431. PMID: 23164761.

Ota K, Fukui K, Nakamura E, Oka M, Ota K, Sakaue M, Sano Y, Takasu A. Effect of Shakuyaku-kanzo-to in patients with muscle cramps: A systematic literature review. J Gen Fam Med. 2020 Feb 16;21(3):56-62. doi: 10.1002/jgf2.302. PMID: 32489757; PMCID: PMC7260166.

Shi Y, Wu D, Sun Z, Yang J, Chai H, Tang L, Guo Y. Analgesic and uterine relaxant effects of isoliquiritigenin, a flavone from Glycyrrhiza glabra. Phytother Res. 2012 Sep;26(9):1410-7. doi: 10.1002/ptr.3715. Epub 2012 Mar 3. PMID: 22389128.

Shibata T, Morimoto T, Suzuki A, Saito H, Yanaihara T. [The effect of Shakuyaku-kanzo-to on prostaglandin production in human uterine myometrium]. Nihon Sanka Fujinka Gakkai Zasshi. 1996 May;48(5):321-7. Japanese. PMID: 8847457.

Takahashi K, Kitao M. Effect of TJ-68 (shakuyaku-kanzo-to) on polycystic ovarian disease. Int J Fertil Menopausal Stud. 1994 Mar-Apr;39(2):69-76. PMID: 8012442.

Takao Y, Takaoka Y, Sugano A, Sato H, Motoyama Y, Ohta M, Nishimoto T, Mizobuchi S. Shakuyaku-kanzo-to (Shao-Yao-Gan-Cao-Tang) as Treatment of Painful Muscle Cramps in Patients with Lumbar Spinal Stenosis and Its Minimum Effective Dose. Kobe J Med Sci. 2015 Apr 4;61(5):E132-7. PMID: 27363396.

Zhu N, Hou J, Ma G, Liu J. Network Pharmacology Identifies the Mechanisms of Action of Shaoyao Gancao Decoction in the Treatment of Osteoarthritis. Med Sci Monit. 2019 Aug 14;25:6051-6073. doi: 10.12659/MSM.915821. PMID: 31409761; PMCID: PMC6705180.

Zhu W, Zheng G, Gu Y, Chen X, Jin Y, Zhang G, Huang J, Shen J. Clinical efficacy and sEMG analysis of a new traditional Chinese medicine therapy in the treatment of spasticity following apoplectic hemiparalysis. Acta Neurol Belg. 2014 Jun;114(2):125-9. doi: 10.1007/s13760-014-0279-x. Epub 2014 Feb 11. PMID: 24515912.

AM-3 – Infektnachsorge

Du L, Xiao Y, Xu Y, et al. The Potential Bioactive Components of Nine TCM Prescriptions Against COVID-19 in Lung Cancer Were Explored Based on Network Pharmacology and Molecular Docking. Front Med (Lausanne). 2022;8:813119. Published 2022 Jan 20. doi:10.3389/fmed.2021.813119.

Jiang S, Cui Q, Ni B, et al. Databases for facilitating mechanistic investigations of traditional Chinese medicines against COVID-19. Pharmacol Res. 2020;159:104989. doi:10.1016/j.phrs.2020.104989.

AM-4 – Gelenkschmerzen

Ahn BS, Kim SK, Kim HN, et al. Gyejigachulbu-Tang Relieves Oxaliplatin-Induced Neuropathic Cold and Mechanical Hypersensitivity in Rats via the Suppression of Spinal Glial Activation. Evid Based Complement Alternat Med. 2014;2014:436482. doi:10.1155/2014/436482.

Kim MK, Leem J, Kim YI, Kim E, Park YC, Sul JU, Jo HG, Yoon SH, Kim J, Jeon JH, Jung IC. Gyejigachulbutang (Gui-Zhi-Jia-Shu-Fu-Tang, Keishikajutsubuto, TJ-18) in Degenerative Knee Osteoarthritis Patients: Lessons and Responders from a Multicenter Randomized Placebo-Controlled Double-Blind Clinical Trial. Evid Based Complement Alternat Med. 2020 Oct 28;2020:2376581. doi: 10.1155/2020/2376581. PMID: 33178309; PMCID: PMC7647757.

Satoh K, Takano S, Kobayashi T. Keishikajutsubuto (Guizhi-shu-fu-tang) treatment for refractory accumulation of synovial fluid in a patient with pustulotic arthro-osteitis. Fukushima J Med Sci. 2007 Jun;53(1):33-8. doi: 10.5387/fms.53.33. PMID: 17957964.

Sul JU, Kim MK, Leem J, Jo HG, Yoon SH, Kim J, Lee EJ, Yoo JE, Park SJ, Kim YI, Kim E, Jung IC, Jeon JH, Park YC. Efficacy and safety of gyejigachulbutang (Gui-Zhi-Jia-Shu-Fu-Tang, Keishikajutsubuto, TJ-18) for knee pain in patients with degenerative knee osteoarthritis: a randomized, placebo-controlled, patient and assessor blinded clinical trial. Trials. 2019 Feb 19;20(1):140. doi: 10.1186/s13063-019-3234-6. PMID: 30782208; PMCID: PMC6381693.

AM-5 – Energie-Booster

Sun J, Zhang L, He Y, Zhang K, Wu L, Fan Y, Xie Z. To Unveil the Molecular Mechanisms of Qi and Blood through Systems Biology-Based Investigation into Si-Jun-Zi-Tang and Si-Wu-Tang formula. Sci Rep. 2016 Sep 28;6:34328. doi: 10.1038/srep34328. PMID: 27677604; PMCID: PMC5039637.

AM-6 – Ruhiger Geist

Chan YY, Chen YH, Yang SN, Lo WY, Lin JG. Clinical Efficacy of Traditional Chinese Medicine, Suan Zao Ren Tang, for Sleep Disturbance during Methadone Maintenance: A Randomized, Double-Blind, Placebo-Controlled Trial. Evid Based Complement Alternat Med. 2015;2015:710895. doi: 10.1155/2015/710895. Epub 2015 Aug 4. PMID: 26346534; PMCID: PMC4539464.

Hu LL, Zhang X, Liu WJ, Li M, Zhang YH. Suan zao ren tang in combination with zhi zi chi tang as a treatment protocol for insomniacs with anxiety: a randomized parallel-controlled trial. Evid Based Complement Alternat Med. 2015;2015:913252. doi: 10.1155/2015/913252. Epub 2015 Feb 22. PMID: 25793006; PMCID: PMC4352487.

Yeh CH, Arnold CK, Chen YH, Lai JN. Suan zao ren tang as an original treatment for sleep difficulty in climacteric women: a prospective clinical observation. Evid Based Complement Alternat Med. 2011;2011:673813. doi: 10.1155/2011/673813. Epub 2011 May 10. PMID: 21660310; PMCID: PMC3108138.

AM-7 – Gesunde Blase

Lin E, Ho L, Lin MS, Huang MH, Chen WC. Wu-Ling-San formula prophylaxis against recurrent calcium oxalate nephrolithiasis – a prospective randomized controlled trial. Afr J Tradit Complement Altern Med. 2013 Aug 12;10(5):199-209. doi: 10.4314/ajtcam.v10i5.1. PMID: 24311828; PMCID: PMC3847408.

Tzeng TF, Liou SS, Liu IM. The selected traditional chinese medicinal formulas for treating diabetic nephropathy: perspective of modern science. J Tradit Complement Med. 2013 Jul;3(3):152-8. doi: 10.4103/2225-4110.114893. PMID: 24716171; PMCID: PMC3897216.

Wu SY, Chen HY, Tsai KS, Chiang JH, Muo CH, Sung FC, Chen YH, Chen WC. Long-Term Therapy With Wu-Ling-San, a Popular Antilithic Chinese Herbal Formula, Did Not Prevent Subsequent Stone Surgery: A Nationwide Population-Based Cohort Study. Inquiry. 2016 Dec 7;53:0046958016681148. doi: 10.1177/0046958016681148. PMID: 27932514; PMCID: PMC5798738.

AM-8 – Löser von Druck in Oberbauch und Brust

Hayakawa T, Arakawa T, Kase Y, Akiyama S, Ishige A, Takeda S, Sasaki H, Uno H, Fukuda T, Higuchi K, Kobayashi K. Liu-Jun-Zi-Tang, a kampo medicine, promotes adaptive relaxation in isolated guinea pig stomachs. Drugs Exp Clin Res. 1999;25(5):211-8. PMID: 10568209.

Ko SJ, Park J, Kim MJ, Kim J, Park JW. Effects of the herbal medicine Rikkunshito, for functional dyspepsia: A systematic review and meta-analysis. J Gastroenterol Hepatol. 2021 Jan;36(1):64-74. doi: 10.1111/jgh.15208. Epub 2020 Aug 17. PMID: 32767596; PMCID: PMC7818190.

Shih YS, Tsai CH, Li TC, Lai HC, Wang KT, Liao WL, Hsieh CL. The effect of Xiang-Sha-Liu-Jun-Zi tang (XSLJZT) on irritable bowel syndrome: A randomized, double-blind, placebo-controlled trial. J Ethnopharmacol. 2019 Jun 28;238:111889. doi: 10.1016/j.jep.2019.111889. Epub 2019 Apr 19. PMID: 31009707.

Tatsuta M, Iishi H. Effect of treatment with liu-jun-zi-tang (TJ-43) on gastric emptying and gastrointestinal symptoms in dyspeptic patients. Aliment Pharmacol Ther. 1993 Aug;7(4):459-62. doi: 10.1111/j.1365-2036.1993.tb00120.x. PMID: 8218760.

Xiao Y, Liu YY, Yu KQ, Ouyang MZ, Luo R, Zhao XS. Chinese herbal medicine liu jun zi tang and xiang sha liu jun zi tang for functional dyspepsia: meta-analysis of randomized controlled trials. Evid Based Complement Alternat Med. 2012;2012:936459. doi: 10.1155/2012/936459. Epub 2012 Dec 12. PMID: 23304226; PMCID: PMC3530827.

AM-9 – Friede im Darm

Liu J, Zhang L, Wang Z, Chen S, Feng S, He Y, Zhang S. Network Pharmacology-Based Strategy to Identify the Pharmacological Mechanisms of Pulsatilla Decoction against Crohn's Disease. Front Pharmacol. 2022 Apr 5;13:844685. doi: 10.3389/fphar.2022.844685. PMID: 35450039; PMCID: PMC9016333.

Zhang X, Zhang L, Chan JCP, Wang X, Zhao C, Xu Y, Xiong W, Chung WC, Liang F, Wang X, Miao J, Bian Z. Chinese herbal medicines in the treatment of ulcerative colitis: a review. Chin Med. 2022 Apr 4;17(1):43. doi: 10.1186/s13020-022-00591-x. PMID: 35379276; PMCID: PMC8981751.Jiang RS, Wu SH, Tsai CC, Li YH, Liang KL. Efficacy of Chinese herbal medicine compared with a macrolide in the treatment of chronic rhinosinusitis without nasal polyps. Am J Rhinol Allergy. 2012 Jul-Aug;26(4):293-7. doi: 10.2500/ajra.2012.26.3778. PMID: 22801017.

AM-10 – Schmerzhafter Durchfall

Chen K, Lou Y, Zhu Y. Tong Xie Yao Fang: A Classic Chinese Medicine Prescription with Potential for the Treatment of Ulcerative Colitis. Evid Based Complement Alternat Med. 2021 Jun 9;2021:5548764. doi: 10.1155/2021/5548764. PMID: 34211567; PMCID: PMC8208878..

Chen M, Tang TC, Wang Y, Shui J, Xiao XH, Lan X, Yu P, Zhang C, Wang SH, Yao J, Zheng H, Huang DQ. Randomised clinical trial: Tong-Xie-Yao-Fang granules versus placebo for patients with diarrhoea-predominant irritable bowel syndrome. Aliment Pharmacol Ther. 2018 Jul;48(2):160-168. doi: 10.1111/apt.14817. Epub 2018 Jun 1. PMID: 29856472.

Hou Q, Huang Y, Zhu Z, Liao L, Chen X, Han Q, Liu F. Tong-Xie-Yao-Fang improves intestinal permeability in diarrhoea-predominant irritable bowel syndrome rats by inhibiting the NF-κB and notch signalling pathways. BMC Complement Altern Med. 2019 Nov 27;19(1):337. doi: 10.1186/s12906-019-2749-4. PMID: 31775739; PMCID: PMC6882330

AM-11 – Stress-Ex

Sun Y, Xu X, Zhang J, Chen Y. Treatment of depression with Chai Hu Shu Gan San: a systematic review and meta-analysis of 42 randomized controlled trials. BMC Complement Altern Med. 2018 Feb 17;18(1):66. doi: 10.1186/s12906-018-2130-z. PMID: 29454341; PMCID: PMC5816377.

Wang K, Li K, Chen Y, Wei G, Yu H, Li Y, Meng W, Wang H, Gao L, Lu A, Peng J, Guan D. Computational Network Pharmacology-Based Strategy to Capture Key Functional Components and Decode the Mechanism of Chai-Hu-Shu-Gan-San in Treating Depression. Front Pharmacol. 2021 Nov 12;12:782060. doi: 10.3389/fphar.2021.782060. PMID: 34867413; PMCID: PMC8633106.

AM-12 – Mentale Energie

Oh MS, Huh Y, Ba H, Ahn DK, Park SK. The multi-herbal formula Guibi-tang enhances memory and increases cell proliferation in the rat hippocampus. Neurosci Lett. 2005 May 13;379(3):205-8. doi: 10.1016/j.neulet.2004.12.077. Epub 2005 Jan 24. PMID: 15843064.

Shin HY, Kim JH, Jahng GH, Jung WS, Park SU, Ko CN, Park JM. The effectiveness and safety of Kami Guibi-tang for mild cognitive impairment: study protocol of a pilot, randomized, placebo-controlled, double-blind trial. Trials. 2019 Jul 22;20(1):448. doi: 10.1186/s13063-019-3567-1. PMID: 31331367; PMCID: PMC6647292.

Watari H, Shigyo M, Tanabe N, Tohda M, Cho KH, Kyung PS, Jung WS, Shimada Y, Shibahara N, Kuboyama T, Tohda C. Comparing the effects of kamikihito in Japan and kami-guibi-tang in Korea on memory enhancement: working towards the development of a global study. Phytother Res. 2015 Mar;29(3):351-6. doi: 10.1002/ptr.5250. Epub 2014 Oct 23. PMID: 25346293.

Watari H, Shimada Y, Matsui M, Tohda C. Kihito, a Traditional Japanese Kampo Medicine, Improves Cognitive Function in Alzheimer's Disease Patients. Evid Based Complement Alternat Med. 2019 May 14;2019:4086749. doi: 10.1155/2019/4086749. PMID: 31217803; PMCID: PMC6537006.

HNO-1 – Nase frei

An HJ, Jeong HJ, Lee EH, Kim YK, Hwang WJ, Yoo SJ, Hong SH, Kim HM. Xanthii fructus inhibits inflammatory responses in LPS-stimulated mouse peritoneal macrophages. Inflammation. 2004 Oct;28(5):263-70. doi: 10.1007/s10753-004-6049-9. PMID: 16133999.

Hong SH, Jeong HJ, Kim HM. Inhibitory effects of Xanthii fructus extract on mast cell-mediated allergic reaction in murine model. J Ethnopharmacol. 2003 Oct;88(2-3):229-34. doi: 10.1016/s0378-8741(03)00232-0. PMID: 12963148.

Jiang RS, Wu SH, Tsai CC, Li YH, Liang KL. Efficacy of Chinese herbal medicine compared with a macrolide in the treatment of chronic rhinosinusitis without nasal polyps. Am J Rhinol Allergy. 2012 Jul-Aug;26(4):293-7. doi: 10.2500/ajra.2012.26.3778. PMID: 22801017.

Zhao Y, Woo KS, Ma KH, van Hansselt CA, Wong KC, Cheng KF, Lam CW, Leung PC. Treatment of perennial allergic rhinitis using Shi-Bi-Lin, a Chinese herbal formula. J Ethnopharmacol. 2009 Feb 25;122(1):100-5. doi: 10.1016/j.jep.2008.12.005. Epub 2008 Dec 11. PMID: 19118617.

HNO-2 – Durchatmen

Lu YC, Yang CW, Lin YH, Hsueh JY, Chen JL, Yang SH, Chen YC, Chen HY. Identifying the Chinese Herbal Medicine Network and Core Formula for Allergic Rhinitis on a Real-World Database. Evid Based Complement Alternat Med. 2020 Nov 5;2020:5979708. doi: 10.1155/2020/5979708. PMID: 33204289; PMCID: PMC7665915.

Yang SH, Yu CL, Chen YL, Chiao SL, Chen ML. Traditional Chinese medicine, Xin-yi-san, reduces nasal symptoms of patients with perennial allergic rhinitis by its diverse immunomodulatory effects. Int Immunopharmacol. 2010 Aug;10(8):951-8. doi: 10.1016/j.intimp.2010.05.008. Epub 2010 May 28. PMID: 20546945.

HNO-3 – Prophylaxe

Bao K, Yuan W, Zhou Y, Chen Y, Yu X, Wang X, Jia Z, Yu X, Wang X, Yao L, Wang S, Xu Y, Zhang Y, Zheng J, Hong M. A Chinese Prescription Yu-Ping-Feng-San Administered in Remission Restores Bronchial Epithelial Barrier to Inhibit House Dust Mite-Induced Asthma Recurrence. Front Pharmacol. 2020 Jan 31;10:1698. doi: 10.3389/fphar.2019.01698. PMID: 32076408; PMCID: PMC7006455.

Liao Y, Zhong J, Liu S, Dai M, Liu Y, Li X, Yang Y, Zhang D, Lai D, Lu T, Zhang Q, Zhao Y. Yu ping feng san for pediatric allergic rhinitis: A systematic review and meta-analysis of randomized controlled trials. Medicine (Baltimore). 2021 Apr 2;100(13):e24534. doi: 10.1097/MD.0000000000024534. PMID: 33787571; PMCID: PMC8021384.

Luo Q, Zhang CS, Yang L, Zhang AL, Guo X, Xue CC, Lu C. Potential effectiveness of Chinese herbal medicine Yu ping feng san for adult allergic rhinitis: a systematic review and meta-analysis of randomized controlled trials. BMC Complement Altern Med. 2017 Nov 6;17(1):485. doi: 10.1186/s12906-017-1988-5. PMID: 29110710; PMCID: PMC5674829.

Wang XT, Liu HL, Yu X, Wang C, Gui LL, Wang XY, Hua YQ, Zheng J, Hong M. Chinese medicine Yu-Ping-Feng-San attenuates allergic inflammation by regulating epithelial derived pro-allergic cytokines. Chin J Nat Med. 2019 Jul;17(7):525-534. doi: 10.1016/S1875-364(19)30074-3. PMID: 31514984.

HNO-4 – Shufeng Jiedu

Xia L, Shi Y, Su J, Friedemann T, Tao Z, Lu Y, Ling Y, Lv Y, Zhao R, Geng Z, Cui X, Lu H, Schröder S. Shufeng Jiedu, a promising herbal therapy for moderate COVID-19:Antiviral and anti-inflammatory properties, pathways of bioactive compounds, and a clinical real world pragmatic study. Phytomedicine. 2021 May;85:153390. doi: 10.1016/j.phymed.2020.153390. Epub 2020 Oct 22. PMID: 33158717; PMCID: PMC7581328.

Xia RY, Hu XY, Fei YT, Willcox M, Wen LZ, Yu MK, Zhang LS, Dai MY, Fei GH, Thomas M, Francis N, Wilkinson T, Moore M, Liu JP. Shufeng Jiedu capsules for treating acute exacerbations of chronic obstructive pulmonary disease: a systematic review and meta analysis. BMC Complement Med Ther. 2020 May 24;20(1):151. doi: 10.1186/s12906-020-02924-5. PMID: 32448238; PMCID: PMC7245765.

Xu Y, Yang L, Wang L, Chen F. Potential therapeutic effect of Shufeng Jiedu capsule and its major herbs on coronavirus disease 2019 (COVID-19): A review. Drug Discov Ther. 2022 Jan 15;15(6):289-299. doi: 10.5582/ddt.2021.01099. Epub 2021 Dec 30. PMID: 34980761.

Zhang J, Liu L, Zhang G, Li M, Ma B, Yang W. Treating patients infected with the SARS CoV-2 Omicron variant with a traditional Chinese medicine, Shufeng Jiedu capsule. Biosci Trends. 2022 Jun 22. doi: 10.5582/bst.2022.01220. Epub ahead of print. PMID: 35732417.

Zhang YY, Xia RY, Liang SB, Hu XY, Dai MY, Li YL, Zhao LY, Moore M, Fei YT, Liu JP. Chinese patent herbal medicine (Shufeng Jiedu capsule) for acute upper respiratory tract infections: A systematic review and meta-analysis. Integr Med Res. 2021 Sep;10(3):100726. doi: 10.1016/j.imr.2021.100726. Epub 2021 Apr 2. PMID: 33996460; PMCID: PMC8099504.

Gyn-1 – Krampflöser

Chen Y, Huang W, Liu L, Tumilty S, Liu D, You Y, Zheng C, Baxter GD. Effectiveness and safety of traditional Chinese medicine Shaoyao Gancao Tang for the treatment of restless leg syndrome: A protocol for systematic review and meta-analysis. Medicine (Baltimore). 2020 Oct 2;99(40):e22401. doi: 10.1097/MD.0000000000022401. PMID: 33019415; PMCID: PMC7535552.

Hinoshita F, Ogura Y, Suzuki Y, Hara S, Yamada A, Tanaka N, Yamashita A, Marumo F. Effect of orally administered shao-yao-gan-cao-tang (Shakuyaku-kanzo-to) on muscle cramps in maintenance hemodialysis patients: a preliminary study. Am J Chin Med. 2003;31(3):445-53. doi: 10.1142/S0192415X03001144. PMID: 12943175.

Hyodo T, Taira T, Takemura T, Yamamoto S, Tsuchida M, Yoshida K, Uchida T, Sakai T, Hidai H, Baba S. Immediate effect of Shakuyaku-kanzo-to on muscle cramp in hemodialysis patients. Nephron Clin Pract. 2006;104(1):c28-32. doi: 10.1159/000093256. Epub 2006 May 9. PMID: 16685141.

Lee HS, Lee IH, Kang K, Park SI, Kwon TW, Lee DY. An Investigation of the Molecular Mechanisms Underlying the Analgesic Effect of Jakyak-Gamcho Decoction: A Network Pharmacology Study. Evid Based Complement Alternat Med. 2020 Dec 1;2020:6628641. doi: 10.1155/2020/6628641. PMID: 33343676; PMCID: PMC7732394.

Lee KK, Omiya Y, Yuzurihara M, Kase Y, Kobayashi H. Antispasmodic effect of shakuyakukanzoto extract on experimental muscle cramps in vivo: role of the active constituents of Glycyrrhiza radix. J Ethnopharmacol. 2013 Jan 9;145(1):286-93. doi: 10.1016/j.jep.2012.11.005. Epub 2012 Nov 17. Erratum in: J Ethnopharmacol. 2013 Mar 7;146(1):431. PMID: 23164761.

Ota K, Fukui K, Nakamura E, Oka M, Ota K, Sakaue M, Sano Y, Takasu A. Effect of Shakuyaku-kanzo-to in patients with muscle cramps: A systematic literature review. J Gen Fam Med. 2020 Feb 16;21(3):56-62. doi: 10.1002/jgf2.302. PMID: 32489757; PMCID: PMC7260166.

Shi Y, Wu D, Sun Z, Yang J, Chai H, Tang L, Guo Y. Analgesic and uterine relaxant effects of isoliquiritigenin, a flavone from Glycyrrhiza glabra. Phytother Res. 2012 Sep;26(9):1410-7. doi: 10.1002/ptr.3715. Epub 2012 Mar 3. PMID: 22389128.

Shibata T, Morimoto T, Suzuki A, Saito H, Yanaihara T. [The effect of Shakuyaku-kanzo-to on prostaglandin production in human uterine myometrium]. Nihon Sanka Fujinka Gakkai Zasshi. 1996 May;48(5):321-7. Japanese. PMID: 8847457.

Takahashi K, Kitao M. Effect of TJ-68 (shakuyaku-kanzo-to) on polycystic ovarian disease. Int J Fertil Menopausal Stud. 1994 Mar-Apr;39(2):69-76. PMID: 8012442.

Takao Y, Takaoka Y, Sugano A, Sato H, Motoyama Y, Ohta M, Nishimoto T, Mizobuchi S. Shakuyaku-kanzo-to (Shao-Yao-Gan-Cao-Tang) as Treatment of Painful Muscle Cramps in Patients with Lumbar Spinal Stenosis and Its Minimum Effective Dose. Kobe J Med Sci. 2015 Apr 4;61(5):E132-7. PMID: 27363396.

Zhu N, Hou J, Ma G, Liu J. Network Pharmacology Identifies the Mechanisms of Action of Shaoyao Gancao Decoction in the Treatment of Osteoarthritis. Med Sci Monit. 2019 Aug 14;25:6051-6073. doi: 10.12659/MSM.915821. PMID: 31409761; PMCID: PMC6705180.

Zhu W, Zheng G, Gu Y, Chen X, Jin Y, Zhang G, Huang J, Shen J. Clinical efficacy and sEMG analysis of a new traditional Chinese medicine therapy in the treatment of spasticity following apoplectic hemiparalysis. Acta Neurol Belg. 2014 Jun;114(2):125-9. doi: 10.1007/s13760-014-0279-x. Epub 2014 Feb 11. PMID: 24515912.

Gyn-2 – Endomix

Chen NN, Han M, Yang H, Yang GY, Wang YY, Wu XK, Liu JP. Chinese herbal medicine Guizhi Fuling Formula for treatment of uterine fibroids: a systematic review of randomised clinical trials. BMC Complement Altern Med. 2014 Jan 2; 14:2. PMID: 24383676.

Fang RC, Tsai YT, Lai JN, Yeh CH, Wu CT. The traditional chinese medicine prescription pattern of endometriosis patients in taiwan: a population-based study. Evid Based Complement Alternat Med. 2012;2012:591391. doi: 10.1155/2012/591391. Epub 2012 Sep 26. PMID: 23056141; PMCID: PMC3463977.

Kim JE, Cho J, Kwon O, Kim AR, Park HJ, Jung SY, Kim JH, Kim M, Lee HY, Lee JH. Effect of Guizhifulingwan (Keishibukuryogan) on climacteric syndrome: study protocol for a randomized controlled pilot trial. Trials. 2017 Mar 21;18(1):135. doi: 10.1186/s13063-017-1877-8. PMID: 28327172; PMCID: PMC5361822.

Li M, Bi J, Lv B, Zheng W, Wang Z, Xiao W, Sun Y, Li E. An experimental study of the anti-dysmenorrhea effect of Chinese herbal medicines used in Jin Gui Yao Lue. J Ethnopharmacol. 2019 Dec 5;245:112181. doi: 10.1016/j.jep.2019.112181. Epub 2019 Aug 22. PMID: 31446072.Meng W, Ta N, Wang F. Add-on effect of Guizhi Fuling formula to mifepristone for endometriosis: A meta-analysis of randomized controlled trials. Medicine (Baltimore). 2019 Aug;98(33): e16878. PMID: 31415429.

Liu M, Zhu H, Hu X, Zhu Y, Chen H. Efficacy of different forms of Guizhi Fuling Wan on reproduction and metabolism in women with polycystic ovary syndrome: A protocol for a meta-analysis of randomized controlled trials. Medicine (Baltimore). 2020 Oct 30;99(44):e22954. doi: 10.1097/MD.0000000000022954. PMID: 33126363; PMCID: PMC7598780.

Meng W, Ta N, Wang F. Add-on effect of Guizhi Fuling formula to mifepristone for endometriosis: A meta-analysis of randomized controlled trials. Medicine (Baltimore). 2019 Aug;98(33): e16878. PMID: 31415429.

Park JS, Park S, Cheon CH, Jo SC, Cho HB, Lim EM, Lim HH, Jang BH, Shin YC, Ko SG. Effects and safety of gyejibongnyeong-hwan on dysmenorrhea caused by blood stagnation: a randomized controlled trial. Evid Based Complement Alternat Med. 2013; 2013:424730. PMID: 24191165.

Terauchi M, Akiyoshi M, Owa Y, Kato K, Obayashi S, Kubota T. Effects of the Kampo medication keishibukuryogan on blood pressure in perimenopausal and postmenopausal women. Int J Gynacol Obstet. 2011 Aug;114(2):149-52. doi: 10.1016/j.ijgo.2011.03.006. Epub 2011 Jun 12. PMID: 21669429.

Terauchi M, Hiramitsu S, Akiyoshi M, Owa Y, Kato K, Obayashi S, Matsushima E, Kubota T. Effects of three Kampo formula: Tokishakuyakusan (TJ-23), Kamishoyosan (TJ-24), and Keishibukuryogan (TJ-25) on Japanese peri- and postmenopausal women with sleep disturbances. Arch Gynecol Obstet. 2011 Oct;284(4):913-21. doi: 10.1007/s00404-010-1779-4. Epub 2010 Dec 1. PMID: 21120510.

Tsai PJ, Lin YH, Chen JL, Yang SH, Chen YC, Chen HY. Identifying Chinese Herbal Medicine Network for Endometriosis: Implications from a Population-Based Database in Taiwan. Evid Based Complement Alternat Med. 2017;2017:7501015. doi: 10.1155/2017/7501015. Epub 2017 Jun 27. PMID: 28740539; PMCID: PMC5504931.

Ushiroyama T, Ikeda A, Sakuma K, Ueki M. Comparing the effects of estrogen and an herbal medicine on peripheral blood flow in post-menopausal women with hot flashes: hormone replacement therapy and gui-zhi-fu-ling-wan, a Kampo medicine. Am J Chin Med. 2005;33(2):259-67. doi: 10.1142/S0192415X05002813. PMID: 15974485.

Yasui T, Matsui S, Yamamoto S, Uemura H, Tsuchiya N, Noguchi M, Yuzurihara M, Kase Y, Irahara M. Effects of Japanese traditional medicines on circulating cytokine levels in women with hot flashes. Menopause. 2011 Jan;18(1):85-92. PMID: 20647958.

Zhang LS, Yang FW, Zhang JH, Zheng WK, Zhang MY, Li Y, Zhao HJ. [Guizhi Fuling capsule/pill treatment for chronic pelvic inflammatory disease: a systematic review of randomized clinical trials]. Zhongguo Zhong Yao Za Zhi. 2017 Apr;42(8):1500-1509. Chinese. doi: 10.19540/j.cnki.cjcmm.2017.0048. PMID: 29071853.

Gyn-3 – Harmonisierer

Chen HY, Huang BS, Lin YH, Su IH, Yang SH, Chen JL, Huang JW, Chen YC. Identifying Chinese herbal medicine for premenstrual syndrome: implications from a nationwide database. BMC Complement Altern Med. 2014 Jun 27;14:206. doi: 10.1186/1472-6882-14-206. PMID: 24969368; PMCID: PMC4099402.

Hidaka T, Yonezawa R, Saito S. Kami-shoyo-san, Kampo (Japanese traditional medicine), is effective for climacteric syndrome, especially in hormone-replacement-therapy-resistant patients who strongly complain of psychological symptoms. J Obstet Gynacol Res. 2013 Jan;39(1):223-8. doi: 10.1111/j.1447-0756.2012.01936.x. Epub 2012 Jul 6. PMID: 22765925.

Liao WT, Chiang JH, Li CJ, Lee MT, Su CC, Yen HR. Investigation on the Use of Traditional Chinese Medicine for Polycystic Ovary Syndrome in a Nationwide Prescription Database in Taiwan. J Clin Med. 2018 Jul 22;7(7):179. doi: 10.3390/jcm7070179. PMID: 30037150; PMCID: PMC6069244.

Lin MJ, Chen HW, Liu PH, Cheng WJ, Kuo SL, Kao MC. The prescription patterns of traditional Chinese medicine for women with polycystic ovary syndrome in Taiwan: A nationwide population-based study. Medicine (Baltimore). 2019 Jun;98(24):e15890. doi: 10.1097/MD.0000000000015890. PMID: 31192922; PMCID: PMC6587642.

Lin YR, Wu MY, Chiang JH, Yen HR, Yang ST. The utilization of traditional Chinese medicine in patients with dysfunctional uterine bleeding in Taiwan: a nationwide population-based study. BMC Complement Altern Med. 2017 Aug 29;17(1):427. doi: 10.1186/s12906-017-1939-1. PMID: 28851349; PMCID: PMC5576320.

Terauchi M, Hiramitsu S, Akiyoshi M, Owa Y, Kato K, Obayashi S, Matsushima E, Kubota T. Effects of three Kampo formula: Tokishakuyakusan (TJ-23), Kamishoyosan (TJ-24), and Keishibukuryogan (TJ-25) on Japanese peri- and postmenopausal women with sleep disturbances. Arch Gynecol Obstet. 2011 Oct;284(4):913-21. PMID: 21120510.

Ushiroyama T, Ikeda A, Sakuma K, Ueki M. Changes in serum tumor necrosis factor (TNF-alpha) with kami-shoyo-san administration in depressed climacteric patients. Am J Chin Med. 2004;32(4):621-9. PMID: 15481651.

Yamada K, Kanba S. Effectiveness of kamishoyosan for premenstrual dysphoric disorder: open-labeled pilot study. Psychiatry Clin Neurosci. 2007 Jun;61(3):323-5. PMID: 17472603.

Yasui T, Matsui S, Yamamoto S, Uemura H, Tsuchiya N, Noguchi M, Yuzurihara M, Kase Y, Irahara M. Effects of Japanese traditional medicines on circulating cytokine levels in women with hot flashes. Menopause. 2011 Jan;18(1):85-92. doi: 10.1097/gme.0b013e3181e5063c. PMID: 20647958.

Yasui T, Yamada M, Uemura H, Ueno S, Numata S, Ohmori T, Tsuchiya N, Noguchi M, Yuzurihara M, Kase Y, Irahara M. Changes in circulating cytokine levels in midlife women with psychological symptoms with selective serotonin reuptake inhibitor and Japanese traditional medicine. Maturitas. 2009 Feb 20;62(2):146-52. doi: 10.1016/j.maturitas.2008.12.007. PMID: 19179025.

Gyn-4 – Wechseljahre – Hitze

Chen H, Wu M, Kubo KY. Combined treatment with a traditional Chinese medicine, Hachimi-jio-gan (Ba-Wei-Di-Huang-Wan) and alendronate improves bone microstructure in ovariectomized rats. J Ethnopharmacol.2012 Jun 26;142(1):80-5. doi: 10.1016/j.jep.2012.04.017. Epub 2012 Apr 19. PMID: 22543171.

Chen JT, Hirai Y, Hamada T, Fujimoto I, Yamauchi K, Hasumi K, Masubuchi K, Sano Y, Hirata M. [Hachimijiogan having no estrogenic activity is effective for senile colpitis]. Nihon Sanka Fujinka Gakkai Zasshi. 1987 Nov;39(11):2051-8. Japanese. PMID: 3123578.

Kawago K, Shindo S, Inoue H, Akasaka J, Motohashi S, Urabe G, Sato M, Uchiyama H, Ogino H. The Effect of Hachimi-Jio-Gan (Ba-Wei-Di-Huang-Wan) on the Quality of Life in Patients with Peripheral Arterial Disease - A Prospective Study Using Kampo Medicine. Ann Vasc Dis. 2016;9(4):289-294. doi: 10.3400/avd.oa.15-00133. Epub 2016 Sep 15. PMID: 28018500; PMCID: PMC5174988.

Limopasmanee W, Chansakaow S, Rojanasthien N, Manorot M, Sangdee C, Teekachunhatean S. Effects of the Chinese Herbal Formulation (liu wei di huang wan) on the Pharmacokinetics of Isoflavones in Postmenopausal Women. Biomed Res Int. 2015;2015:902702. doi: 10.1155/2015/902702. Epub 2015 Jun 4. PMID: 26146635; PMCID: PMC4471402.

Miura K, Matsuhashi M, Maki A, Takanami M, Fujio K, Nakayama K, Shirai M, Ando K. [Clinical experience of Hachimijiogan for male infertility patients]. Hinyokika Kiyo. 1984 Jan;30(1):97-102. Japanese. PMID: 6731200.

Ninomiya H, Kato S, Okuda H. Effects of Hachimi-jio-gan in aged rats. J Altern Complement Med. 2001 Aug;7(4):355-9. doi: 10.1089/107555301750463233. PMID: 11558778.

Otani S, Usuki S, Iwasaki H, Inoue S, Yamashita K. Successful treatment of a hyperprolactinemic infertile woman with a pituitary microadenoma using hachimijiogan. Am J Chin Med. 1991;19(2):145-54. doi: 10.1142/S0192415X91000211. PMID: 1816726.

Rufus P, Mohamed N, Shuid AN. Beneficial effects of traditional Chinese medicine on the treatment of osteoporosis on ovariectomised rat models. Curr Drug Targets. 2013 Dec;14(14):1689-93. doi: 10.2174/13894501114666131220160357. PMID: 24354584

Usuki S. Effects of hachimijiogan, tokishakuyakusan and keishibukuryogan on estrogen and progesterone secretions by rat preovulatory follicles. Am J Chin Med. 1986;14(3-4):161-70. doi: 10.1142/S0192415X86000260. PMID: 3799534

Usuki S, Kubota S, Usuki Y. Treatment with hachimijiogan, a non-ergot Chinese herbal medicine, in two hyperprolactinemic infertile women. Acta Obstet Gynecol Scand. 1989;68(5):475-8. doi: 10.3109/00016348909021028. PMID: 2520800.

Usuki S, Usuki Y. Hachimijiogan treatment is effective in the management of infertile women with hyperprolactinemia or bromocriptine-resistant hyperprolactinemia. Am J Chin Med. 1989;17(3-4):225-41. doi: 10.1142/S0192415X89000322. PMID: 2633624.

Watanabe H, Kobayashi T, Tomii M, Sekiguchi Y, Uchida K, Aoki T, Cyong JC. Effects of Kampo herbal medicine on plasma melatonin concentration in patients. Am J Chin Med. 2002;30(1):65-71. doi: 10.1142/S0192415X02000077. PMID: 12067098.

Wu XN. [Comparative effectiveness of Chinese H3 and liu wei di huang wan in the treatment of the female climacteric syndrome]. Zhong Xi Yi Jie He Za Zhi. 1986 Jun;6(6):336-8, 323. Chinese. PMID: 2946470.

Wu XN, Zheng HY, Xu RQ, Zhou ZJ, Li YY, Wang YF. Comparative effectiveness of Chinese H3 (CH3) and liu wei di huang wan (LWDHW) in female climacteric and their mechanism of action. J Tradit Chin Med. 1987 Dec;7(4):266-8. PMID: 3130527.

Yagi H, Sato R, Nishio K, Arai G, Soh S, Okada H. Clinical efficacy and tolerability of two Japanese traditional herbal medicines, Hachimi-jio-gan and Gosha-jinki-gan, for lower urinary tract symptoms with cold sensitivity. J Tradit Complement Med. 2015 Apr 18;5(4):258-61. doi: 10.1016/j.jtcme.2015.03.010. PMID: 26587398; PMCID: PMC4624524.

Yamada K, Yagi G, Kanba S. Effectiveness of herbal medicine (Rokumigan and Hachimijiogan) for fatigue or loss of energy in patients with partial remitted major depressive disorder. Psychiatry Clin Neurosci. 2005 Oct;59(5):610-2. doi: 10.1111/j.1440-1819.2005.01423.x. PMID: 16194267.

Gyn-5 – Wechseljahre – Kälte

Chen H, Wu M, Kubo KY. Combined treatment with a traditional Chinese medicine, Hachimi-jio-gan (Ba-Wei-Di-Huang-Wan) and alendronate improves bone microstructure in ovariectomized rats. J Ethnopharmacol. 2012 Jun 26;142(1):80-5. doi: 10.1016/j.jep.2012.04.017. Epub 2012 Apr 19. PMID: 22543171.

Chen JT, Hirai Y, Hamada T, Fujimoto I, Yamauchi K, Hasumi K, Masubuchi K, Sano Y, Hirata M. [Hachimijiogan having no estrogenic activity is effective for senile colpitis]. Nihon Sanka Fujinka Gakkai Zasshi. 1987 Nov;39(11):2051-8. Japanese. PMID: 3123578.

Kawago K, Shindo S, Inoue H, Akasaka J, Motohashi S, Urabe G, Sato M, Uchiyama H, Ogino H. The Effect of Hachimi-Jio-Gan (Ba-Wei-Di-Huang-Wan) on the Quality of Life in Patients with Peripheral Arterial Disease – A Prospective Study Using Kampo Medicine. Ann Vasc Dis. 2016;9(4):289-294. doi: 10.3400/avd.oa.15-00133. Epub 2016 Sep 15. PMID: 28018500; PMCID: PMC5174988.

Miura K, Matsuhashi M, Maki A, Takanami M, Fujio K, Nakayama K, Shirai M, Ando K. [Clinical experience of Hachimijiogan for male infertility patients]. Hinyokika Kiyo. 1984 Jan;30(1):97-102. Japanese. PMID: 6731200.

Ninomiya H, Kato S, Okuda H. Effects of Hachimi-jio-gan in aged rats. J Altern Complement Med. 2001 Aug;7(4):355-9. doi: 10.1089/107555301750463233. PMID: 11558778.

Otani S, Usuki S, Iwasaki H, Inoue S, Yamashita K. Successful treatment of a hyperprolactinemic infertile woman with a pituitary microadenoma using hachimijiogan. Am J Chin Med. 1991;19(2):145-54. doi: 10.1142/S0192415X91000211. PMID: 1816726.

Rufus P, Mohamed N, Shuid AN. Beneficial effects of traditional Chinese medicine on the treatment of osteoporosis on ovariectomised rat models. Curr Drug Targets. 2013 Dec;14(14):1689-93. doi: 10.2174/13894501114666131220160357. PMID: 24354584.

Usuki S, Kubota S, Usuki Y. Treatment with hachimijiogan, a non-ergot Chinese herbal medicine, in two hyperprolactinemic infertile women. Acta Obstet Gynecol Scand. 1989;68(5):475-8. doi: 10.3109/00016348909021028. PMID: 2520800.

Usuki S, Usuki Y. Hachimijiogan treatment is effective in the management of infertile women with hyperprolactinemia or bromocriptine-resistant hyperprolactinemia. Am J Chin Med. 1989;17(3-4):225-41. doi: 10.1142/S0192415X89000322. PMID: 2633624.

Usuki S. Effects of hachimijiogan, tokishakuyakusan and keishibukuryogan on estrogen and progesterone secretions by rat preovulatory follicles. Am J Chin Med. 1986;14(3-4):161-70. doi: 10.1142/S0192415X86000260. PMID: 3799534.

Watanabe H, Kobayashi T, Tomii M, Sekiguchi Y, Uchida K, Aoki T, Cyong JC. Effects of Kampo herbal medicine on plasma melatonin concentration in patients. Am J Chin Med. 2002;30(1):65-71. doi: 10.1142/S0192415X02000077. PMID: 12067098.

Yagi H, Sato R, Nishio K, Arai G, Soh S, Okada H. Clinical efficacy and tolerability of two Japanese traditional herbal medicines, Hachimi-jio-gan and Gosha-jinki-gan, for lower urinary tract symptoms with cold sensitivity. J Tradit Complement Med. 2015 Apr 18;5(4):258-61. doi: 10.1016/j.jtcme.2015.03.010. PMID: 26587398; PMCID: PMC4624524.

Yamada K, Yagi G, Kanba S. Effectiveness of herbal medicine (Rokumigan and Hachimijiogan) for fatigue or loss of energy in patients with partial remitted major depressive disorder. Psychiatry Clin Neurosci. 2005 Oct;59(5):610-2. doi: 10.1111/j.1440-1819.2005.01423.x. PMID: 16194267.

Gyn-6 – Wochenbett

Chang PJ, Lin CC, Chen YC, Chuang CH, Tseng YC, Hsieh WS, Lin SJ, Chen PC. Use of herbal dietary supplement si-wu-tang and health-related quality of life in postpartum women: a population-based correlational study. Evid Based Complement Alternat Med. 2013;2013:790474. doi: 10.1155/2013/790474. Epub 2013 Feb 14. PMID: 23476705; PMCID: PMC3586461.

Cheng HF. Management of perimenstrual symptoms among young Taiwanese nursing students. J Clin Nurs. 2011 Apr;20(7-8):1060-7. doi: 10.1111/j.1365-2702.2010.03592.x. Epub 2011 Feb 20. PMID: 21332856.

Cheng JF, Lu ZY, Su YC, Chiang LC, Wang RY. A traditional Chinese herbal medicine used to treat Dysmenorrhöa among Taiwanese women. J Clin Nurs. 2008 Oct;17(19):2588-95. doi: 10.1111/j.1365-2702.2008.02382.x. PMID: 18808624.

Chiu HF, Wu YH, Shen YC, Wang SJ, Venkatakrishnan K, Wang CK. Antioxidant and physiological effects of Si-Wu-Tang on skin and liver: a randomized, double-blind, placebo-controlled clinical trial. Chin Med. 2016 Jun 30;11:30. doi: 10.1186/s13020-016-0102-0. PMID: 27375769; PMCID: PMC4929740.

Fang Z, Lu B, Liu M, Zhang M, Yi Z, Wen C, Shi T. Evaluating the pharmacological mechanism of Chinese medicine Si-Wu-Tang through multi-level data integration. PLoS One. 2013 Nov 4;8(11):e72334. doi: 10.1371/journal.pone.0072334. PMID: 24223693; PMCID: PMC3817162.

Huang GC, Tsai YZ, Lee CJ, Chang HY, Wang CC. Elucidation of the Effects of Si-Wu Tang on Menstrual Disorder Patterns through Activation of Aromatase and Antioxidation. Evid Based Complement Alternat Med. 2019 Mar 5;2019:4761651. doi: 10.1155/2019/4761651. PMID: 30949219; PMCID: PMC6425378.

Lee CJ, Kapelemera AM, Tsai YZ, Lee CT, Xu MY, Wang CC. Evaluating the Therapeutic Efficacy of Si-Wu-Tang Decoction and Concentrated Extract in Follicular Maldevelopment-Related Menstrual Disorders Through Pharmacokinetic/Pharmacodynamic Studies. Front Pharmacol. 2020 Sep 4;11:1245. doi: 10.3389/fphar.2020.01245. PMID: 33013359; PMCID: PMC7500464.

Lin MJ, Chen HW, Liu PH, Cheng WJ, Kuo SL, Kao MC. The prescription patterns of traditional Chinese medicine for women with polycystic ovary syndrome in Taiwan: A nationwide population-based study. Medicine (Baltimore). 2019 Jun;98(24):e15890. doi: 10.1097/MD.0000000000015890. PMID: 31192922; PMCID: PMC6587642.

Gyn-7 – Blutaufbau

Lin HQ, Gong AG, Wang HY, Duan R, Dong TT, Zhao KJ, Tsim KW. Danggui Buxue Tang (Astragali Radix and Angelica Sinensis Radix) for menopausal symptoms: A review. J Ethnopharmacol. 2017 Mar 6;199:205-210. doi: 10.1016/j.jep.2017.01.044. Epub 2017 Feb 2. PMID: 28163116.

IN-1 – Infektnachsorge mit Schwäche

Huang Y, Ni N, Hong Y, Lin X, Feng Y, Shen L. Progress in Traditional Chinese Medicine for the Treatment of Migraine. Am J Chin Med. 2020;48(8):1731-1748. doi: 10.1142/S0192415X2050086X. Epub 2020 Dec 10. PMID: 33308095.

Chen Z, Liu L, Gao C, Chen W, Vong CT, Yao P, Yang Y, Li X, Tang X, Wang S, Wang Y. Astragali Radix (Huangqi): A promising edible immunomodulatory herbal medicine. J Ethnopharmacol. 2020 Aug 10;258:112895. doi: 10.1016/j.jep.2020.112895. Epub 2020 Apr 21. PMID: 32330511.

Su HF, Shaker S, Kuang Y, Zhang M, Ye M, Qiao X. Phytochemistry and cardiovascular protective effects of Huang-Qi (Astragali Radix). Med Res Rev. 2021 Jul;41(4):1999-2038. doi: 10.1002/med.21785. Epub 2021 Jan 19. PMID: 33464616.

Zhang CH, Yang X, Wei JR, Chen NM, Xu JP, Bi YQ, Yang M, Gong X, Li ZY, Ren K, Han QH, Zhang L, Li X, Ji MY, Wang CC, Li MH. Ethnopharmacology, Phytochemistry, Pharmacology, Toxicology and Clinical Applications of Radix Astragali. Chin J Integr Med. 2021 Mar;27(3):229-240. doi: 10.1007/s11655-019-3032-8. Epub 2019 Sep 9. PMID: 31502185.

Ai Q, Zhang W, Xie Y, Huang W, Liang H, Cao H. Post-marketing safety monitoring of shenqifuzheng injection: a solution made of dangshen (Radix Codonopsis) and huangqi (Radix Astragali Mongolici). J Tradit Chin Med. 2014 Aug;34(4):498-503. doi: 10.1016/s0254-6272(15)30053-4. PMID: 25185371.

Luan F, Ji Y, Peng L, Liu Q, Cao H, Yang Y, He X, Zeng N. Extraction, purification, structural characteristics and biological properties of the polysaccharides from Codonopsis pilosula: A review. Carbohydr Polym. 2021 Jun 1;261:117863. doi: 10.1016/j.carbpol.2021.117863. Epub 2021 Feb 25. PMID: 33766352.

Yang Y, Ting W, Xiao L, Shufei F, Wangxiao T, Xiaoying W, Xiumei G, Boli Z. Immunoregulation of Shenqi Fuzheng Injection Combined with Chemotherapy in Cancer Patients: A Systematic Review and Meta-Analysis. Evid Based Complement Alternat Med. 2017;2017:5121538. doi: 10.1155/2017/5121538. Epub 2017 Jan 5. PMID: 28154607; PMCID: PMC5244024.

IN-2 – Erschöpfung mit Schleim

Jiang S, Cui Q, Ni B, et al. Databases for facilitating mechanistic investigations of traditional Chinese medicines against COVID-19. Pharmacol Res. 2020;159:104989. doi:10.1016/j.phrs.2020.104989

Xiao Y, Liu YY, Yu KQ, Ouyang MZ, Luo R, Zhao XS. Chinese herbal medicine liu jun zi tang and xiang sha liu jun zi tang for functional dyspepsia: meta-analysis of randomized controlled trials. Evid Based Complement Alternat Med. 2012;2012:936459. doi: 10.1155/2012/936459. Epub 2012 Dec 12. PMID: 23304226; PMCID: PMC3530827.

Taylor-Swanson L, Altschuler D, Taromina K, Anderson B, Bensky D, Cohen M, Huang H, Ma S, Majd I, Mitchell C, Schnyer RN, Conboy L. SEAttle-based Research of Chinese Herbs for COVID-19 Study: A Whole Health Perspective on Chinese Herbal Medicine for Symptoms that may be Related to COVID-19. Glob Adv Health Med. 2022 Jan 25;11:21649561211070483. doi: 10.1177/21649561211070483. PMID: 35096490; PMCID: PMC8793385.

IN-3 – Infektnachsorge

Du L, Xiao Y, Xu Y, et al. The Potential Bioactive Components of Nine TCM Prescriptions Against COVID-19 in Lung Cancer Were Explored Based on Network Pharmacology and Molecular Docking. Front Med (Lausanne). 2022;8:813119. Published 2022 Jan 20. doi:10.3389/fmed.2021.813119.

Jiang S, Cui Q, Ni B, et al. Databases for facilitating mechanistic investigations of traditional Chinese medicines against COVID-19. Pharmacol Res. 2020;159:104989. doi:10.1016/j.phrs.2020.104989.

IN-4 – Infektnachsorge mit Schwäche und häufigen Infekten

Jiang S, Cui Q, Ni B, et al. Databases for facilitating mechanistic investigations of traditional Chinese medicines against COVID-19. Pharmacol Res. 2020;159:104989. doi:10.1016/j.phrs.2020.104989

Xiao Y, Liu YY, Yu KQ, Ouyang MZ, Luo R, Zhao XS. Chinese herbal medicine liu jun zi tang and xiang sha liu jun zi tang for functional dyspepsia: meta-analysis of randomized controlled trials. Evid Based Complement Alternat Med. 2012;2012:936459. doi: 10.1155/2012/936459. Epub 2012 Dec 12. PMID: 23304226; PMCID: PMC3530827.

Taylor-Swanson L, Altschuler D, Taromina K, Anderson B, Bensky D, Cohen M, Huang H, Ma S, Majd I, Mitchell C, Schnyer RN, Conboy L. SEAttle-based Research of Chinese Herbs for COVID-19 Study: A Whole Health Perspective on Chinese Herbal Medicine for Symptoms that may be Related to COVID-19. Glob Adv Health Med. 2022 Jan 25;11:21649561211070483. doi: 10.1177/21649561211070483. PMID: 35096490; PMCID: PMC8793385.

Luo Q, Zhang CS, Yang L, Zhang AL, Guo X, Xue CC, Lu C. Potential effectiveness of Chinese herbal medicine Yu ping feng san for adult allergic rhinitis: a systematic review and meta-analysis of randomized controlled trials. BMC Complement Altern Med. 2017 Nov 6;17(1):485. doi: 10.1186/s12906-017-1988-5. PMID: 29110710; PMCID: PMC5674829.

Wang XT, Liu HL, Yu X, Wang C, Gui LL, Wang XY, Hua YQ, Zheng J, Hong M. Chinese medicine Yu-Ping-Feng-San attenuates allergic inflammation by regulating epithelial derived pro-allergic cytokines. Chin J Nat Med. 2019 Jul;17(7):525-534. doi: 10.1016/S1875-364(19)30074-3. PMID: 31514984.

Bao K, Yuan W, Zhou Y, Chen Y, Yu X, Wang X, Jia Z, Yu X, Wang X, Yao L, Wang S, Xu Y, Zhang Y, Zheng J, Hong M. A Chinese Prescription Yu-Ping-Feng-San Administered in Remission Restores Bronchial Epithelial Barrier to Inhibit House Dust Mite-Induced Asthma Recurrence. Front Pharmacol. 2020 Jan 31;10:1698. doi: 10.3389/fphar.2019.01698. PMID: 32076408; PMCID: PMC7006455.

Liao Y, Zhong J, Liu S, Dai M, Liu Y, Li X, Yang Y, Zhang D, Lai D, Lu T, Zhang Q, Zhao Y. Yu ping feng san for pediatric allergic rhinitis: A systematic review and meta-analysis of randomized controlled trials. Medicine (Baltimore). 2021 Apr 2;100(13):e24534. doi: 10.1097/MD.0000000000024534. PMID: 33787571; PMCID: PMC8021384

IN-5 – Infektnachsorge mit ausgeprägter Schwäche

Watanabe M, Maeda J. Effects of Hochuekkito on Physical Activity and Appetite in Postoperative Elderly Patients with Hip Fractures: A Randomized Controlled Trial. Prog Rehabil Med. 2022 Dec 14;7:20220063. doi: 10.2490/prm.20220063. PMID: 36561295; PMCID: PMC9744631.

2Hamada H, Sekikawa K, Okusaki K, Dodo T, Kagawa K, Sumigawa T, Awaya Y, Sakimoto N, Shioya S, Hakozaki K, Kadowaki T, Kakimoto M, Ito R, Kawamichi K, Kondo K, Namba H, Iwamoto H, Hattori N. Hochuekkito Combined with Pulmonary Rehabilitation in Apathetic Patients with Chronic Obstructive Pulmonary Disease: A Randomized Controlled Pilot Trial. J Clin Med. 2022 Sep 26;11(19):5673. doi: 10.3390/jcm11195673. PMID: 36233538; PMCID: PMC9573001.

Ogawa-Ochiai K, Ishikawa H, Nishimura H, Okajima M, Iinuma Y, Ito M. Clinical and epidemiological features of healthcare workers after a coronavirus disease 2019 cluster infection in Japan and the effects of Kampo formulas-Hochuekkito and Kakkonto: A retrospective cohort study. Medicine (Baltimore). 2022 Jul 15;101(28):e29748. doi: 10.1097/MD.0000000000029748. PMID: 35839019.

Tokumasu K, Ueda K, Honda H, Sunada N, Sakurada Y, Matsuda Y, Nakano Y, Hasegawa T, Otsuka Y, Obika M, Hagiya H, Kataoka H, Otsuka F. Application of Kampo Medicines for Treatment of General Fatigue Due to Long COVID. Medicina (Kaunas). 2022 May 28;58(6):730. doi: 10.3390/medicina58060730. PMID: 35743993; PMCID: PMC9227280.

Tokumasu K, Ueda K, Honda H, Sunada N, Sakurada Y, Matsuda Y, Nakano Y, Hasegawa T, Otsuka Y, Obika M, Hagiya H, Kataoka H, Otsuka F. Application of Kampo Medicines for Treatment of General Fatigue Due to Long COVID. Medicina (Kaunas). 2022 May 28;58(6):730. doi: 10.3390/medicina58060730. PMID: 35743993; PMCID: PMC9227280.

Ausbildung und Studium in Phytomedizin und Akupunktur

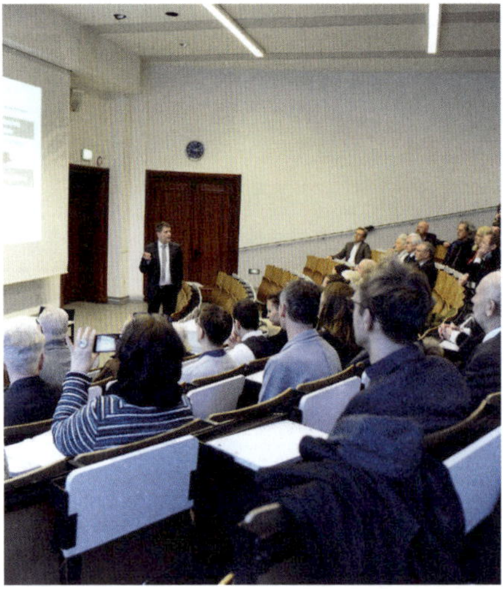

Das HanseMerkur Zentrum für Traditionelle Chinesische Medizin am Universitätsklinikum Hamburg-Eppendorf bietet ein umfassendes Spektrum an qualifizierten Lehr- und Studienprogrammen im Bereich der Phytomedizin und Akupunktur an. Seit dem Wintersemester 2018/19 kooperiert das Zentrum erfolgreich mit der Akademie für Weiterbildung und Karriere des UKE sowie der TCM-Universität Shanghai in der Ausbildung. Diese Zusammenarbeit basiert auf einer über 38-jährigen Städtepartnerschaft zwischen Hamburg und Shanghai sowie einer langjährigen wissenschaftlichen Kooperation zwischen dem UKE und der TCM-Universität Shanghai seit 2004.

Der Masterstudiengang und Weiterbildungsangebote des Zentrums zeichnen sich durch ihre wissenschaftliche Fundierung und ein interkulturelles deutsch-chinesisches Konzept aus. Studierende erwerben vertiefte Kenntnisse in den Bereichen Arzneitherapie, Akupunktur und manuellen Therapie. Besonders hervorzuheben ist der Kurzaufenthalt in Shanghai, der den Teilnehmern des Masterstu-

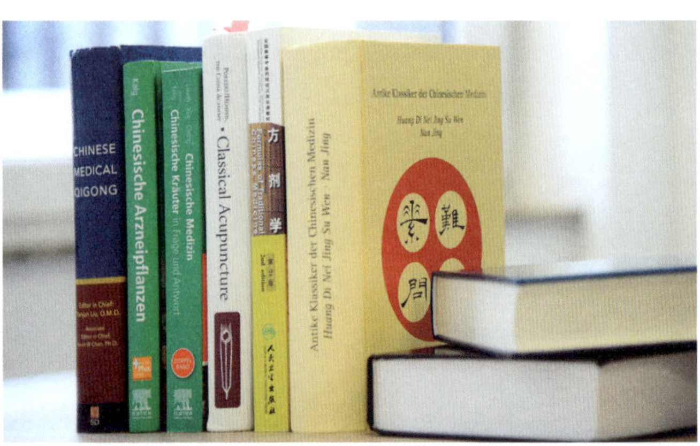

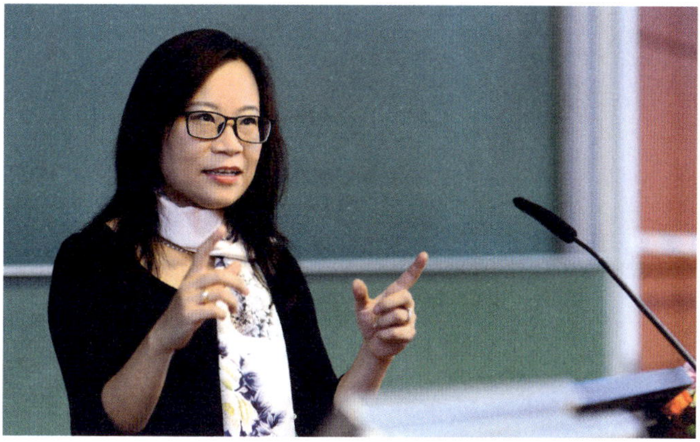

diengangs praxisnahe Einblicke in die moderne Chinesische Medizin bietet und ihnen ermöglicht, von der pragmatischen Herangehensweise und dem Expertenwissen der TCM-Universität Shanghai zu profitieren.

Engagement und Zielsetzung

Das HanseMerkur Zentrum für TCM am UKE hat es sich zur Aufgabe gemacht, hochqualifizierte Experten auszubilden, die Phytomedizin und andere Therapien der asiatischen Medizin auf internationalem Niveau vertreten können. Durch regelmäßige Überarbeitungen und Erweiterungen der Lehrinhalte stellt das Zentrum sicher, dass die Absolventen stets auf dem neuesten Stand der Forschung und Entwicklung sind. Die Lehr- und Studiengänge haben das Ziel, den Zugang zur TCM für alle Interessierten zu erleichtern und eine Brücke zwischen asiatischer und moderner westlicher Medizin zu schaffen.

Masterstudium für Chinesische Medizin in Hamburg und Shanghai

Das Masterstudium richtet sich an Ärzte, die ihr Fachwissen umfassend erweitern möchten. Der Studiengang umfasst sowohl theoretische als auch praktische Inhalte und bietet eine vertiefte Auseinandersetzung mit Arzneitherapie und Akupunktur. Absolventen dieses Programms sind in der Lage, die Therapien eigenständig anzuwenden und zu integrieren. Ein besonderes Merkmal ist der einwöchige Aufenthalt in Shanghai, der den Studierenden praxisnahe Einblicke ermöglicht und ihnen die Gelegenheit bietet, von führenden Experten der TCM-Universität Shanghai zu lernen. Das Studium umfasst auch die Grundlagen der westlichen Naturheilkunde,

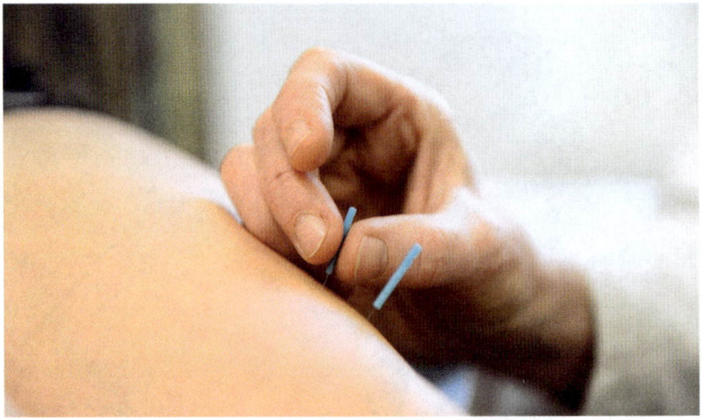

so dass die Kenntnisse für die Zusatzbezeichnungen Akupunktur und Naturheilkunde der Ärztekammern erlangt werden.

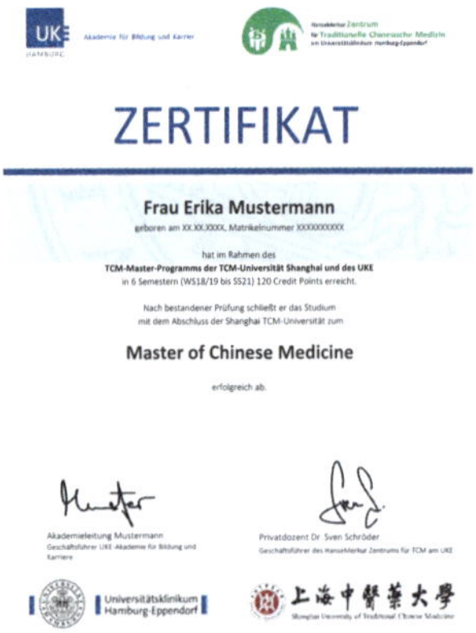

ZERTIFIKAT

Frau Erika Mustermann

geboren am XX.XX.XXXX, Matrikelnummer XXXXXXXXXX

hat im Rahmen des
TCM-Master-Programms der TCM-Universität Shanghai und des UKE
in 6 Semestern (WS18/19 bis SS21) 120 Credit Points erreicht.

Nach bestandener Prüfung schließt er das Studium
mit dem Abschluss der Shanghai TCM-Universität zum

Master of Chinese Medicine

erfolgreich ab.

Akademieleitung Mustermann

Privatdozent Dr. Sven Schröder

Universitätsklinikum Hamburg-Eppendorf

上海中醫藥大學

Akupunktur-Experte

Dieser Kurs bietet eine vertiefte Ausbildung in Akupunkturtechniken und -theorien. Die Teilnehmer erhalten ein fundiertes Verständnis des Leitbahnsystems und lernen, eigenständig Therapiekonzepte zu entwickeln, um verschiedene gesundheitliche Probleme gezielt behandeln zu können.

Zusatzbezeichnung Akupunktur

Die Zusatzbezeichnung Akupunktur richtet sich an Ärzte, die ihre fachlichen Kompetenzen um den Bereich der Akupunkturtherapie erweitern möchten. Der Kurs folgt dem Curriculum der Ärztekammern und vermittelt die erforderlichen Grundkenntnisse über Akupunkturpunkte und praktische Anwendungstechniken. Ergänzt wird die Ausbildung durch Fallberichte aus dem klinischen Alltag.

Kontakt

Privatdozent Dr.med. Sven Schröder
E-Mail: lehre@tcm-am-uke.de
Web: www.tcm-am-uke.de